护理安全管理:不良事件案例分析

主编:王春英　陈丽君
陈　瑜　黄淑群

U0221368

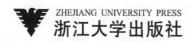
ZHEJIANG UNIVERSITY PRESS
浙江大学出版社

图书在版编目(CIP)数据

护理安全管理:不良事件案例分析 / 王春英等主编.
—杭州:浙江大学出版社,2020.8
ISBN 978-7-308-20431-6

Ⅰ.①护… Ⅱ.①王… Ⅲ.①护理—安全管理—案例
Ⅳ.①R47

中国版本图书馆 CIP 数据核字(2020)第139738号

护理安全管理——不良事件案例分析

主编:王春英　陈丽君　陈　瑜　黄淑群

责任编辑	张　鸽
责任校对	潘晶晶
封面设计	棱智广告
出版发行	浙江大学出版社
	(杭州市天目山路148号　邮政编码310007)
	(网址:http://www.zjupress.com)
排　　版	杭州朝曦图文设计有限公司
印　　刷	浙江省邮电印刷股份有限公司
开　　本	880mm×1230mm　1/32
印　　张	6.5
字　　数	175千
版 印 次	2020年8月第1版　2020年8月第1次印刷
书　　号	ISBN 978-7-308-20431-6
定　　价	35.00元

《护理安全管理:不良事件案例分析》
编委会

前　言

随着社会经济的发展、人们生活水平的日益提高,身体健康问题越来越受到人们的重视,人们对医疗质量的要求也越来越高。护理安全作为医疗安全的一部分,直接影响医疗质量,与患者的生命息息相关。护理安全也是反映护理质量高低的重要标志,是保证患者得到优质护理的基础,对维护医院正常工作秩序和社会治安有着至关重要的作用。护理工作的每一个环节均有可能涉及各种潜在的法律问题。近年来,护理纠纷数量也在一定程度上呈上升趋势。提高全体护理人员的安全意识已然成为保证护理安全的重中之重。防范护理不良事件的发生,减轻护理不良事件的影响,持续改进和完善护理安全措施是护理管理者不断追求的目标和方向。

《护理安全管理:不良事件案例分析》是由中国科学院大学宁波华美医院(宁波市第二医院)护理团队编著的护理安全管理体系读本之一。本书共分为两个部分。第一部分:第一章介绍了护理安全管理的相关概念和加强护理安全管理的建议等;第二章介绍了护理不良事件的相关概念、原因分析、工具方法、上报管理及对策等。第二部分:以案例分析的形式,具体描述了给药错误、院内压力性损伤、导管破裂、跌倒坠床、烫伤、造瘘管滑脱、操作并发症等典型或特殊的33个护理不良事件,每个案例从案例介绍、原因分析、应急处理、整改措施等方面进行阐述。

预防不良事件发生的根本方法是识别导致其发生的原因,并通过 PDCA（P—plan，计划；D—do，执行；C—check，检查；A—act，处理。又称戴明环）、品管圈（quality control circle，QCC）等质量管理工具进行分析、改善，并持续改进。分析改进的过程可为制定相应制度和流程等措施提供依据，以预防、减少甚至杜绝类似不良事件的发生，减少对患者的伤害。

本书以护理不良事件案例分析、持续质量改进为主线，集实用性和规范性于一体，是医院护理安全管理和培训的重要参考书，对提高护理人员的风险防范意识、促进护理质量提升、保障患者安全有积极的指导和借鉴作用。

编者

2020 年 4 月

目 录

第一部分 概 述

第二部分 案例分析

第一部分

概 述

第一章　护理安全管理

● 第一节　护理安全管理概述

一、护理安全与安全管理

在广大群众卫生保健需求不断增长、医疗服务市场竞争日趋激烈的情况下，护理安全成为衡量护理服务的重要质量指标，也是患者就医选择最直接、最重要的指标之一。加强护理安全管理是管理者必须重视的宏观课题。

护理安全一般是指患者在接受护理的全过程中不发生法律和法定的规章制度允许范围之外的心理、机体结构或功能上的损害、障碍、缺陷或死亡。从广义的角度和现代护理管理的发展看，护理安全还应该包括护士的执业安全，即在执业过程中不发生允许范围和限度以外的不良因素所造成的影响及损害。

安全管理是为保证患者的身心健康，对各种不安全因素进行有效控制。安全管理是保障患者生命安全的必备条件，是减少质量缺陷、提高护理水平的关键环节，是控制或消灭不安全因素、避免发生医疗纠纷和事故的客观需要。

二、影响护理安全的主要因素

(一)技术因素

技术因素主要指护理人员技术水平低、经验不足或协作能力不高等对患者安全造成威胁的因素。随着新技术、新项目的大量引进与开发，护理工作中复杂程度高、技术要求高的内容日益增多，这不

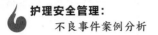
仅给护理人员带来了较大的工作压力,而且也会导致护理工作的技术风险加大,从而影响护理安全。

（二）人员因素

人员因素主要指不能满足工作基本要求而给患者造成安全影响或隐患的护理人员素质或数量方面的因素。当前,护理专业的发展对护理人员素质和数量的要求都有较大的提高。如果不能及时地根据技术进步与专业发展的情况进行调整,不能通过有效的途径和方法提高人员素质、合理增加人员配置,那么人员因素对护理安全的影响将越来越显著。

（三）医源性因素

医源性因素主要指护理人员言语、行为不当或过失等给患者造成不安全感或不安全结果的因素。医源性因素常常是造成医疗纠纷的重要原因。

（四）用药与设备设施因素

用药与设备设施因素主要指药物配伍不当、给药途径不当、设备设施使用不当等给患者造成不安全后果的因素。特别是在大量使用一次性物品及新设备设施过程中,这类问题有增加的趋势。

（五）环境与卫生学因素

环境与卫生学因素较复杂,涉及一般安全管理中的防火、防爆、防盗、防毒、防自然灾害和重大意外事故等方面,对护理安全有直接影响的主要因素有医院内感染、环境污染和食品污染等。

（六）管理因素

管理因素主要指组织管理的管理制度不健全、业务培训不到位、设备物资管理不善、职业道德教育薄弱、管理监督不得力等影响护理安全的组织管理因素。这不仅是发生纠纷和事故的主要原因,而且是威胁患者安全的最大问题。

（七）患者的违医行为

患者的违医行为主要指在治疗和护理过程中,造成安全问题的患者不遵医行为。

● 第二节　患者安全概述

医院是救死扶伤的场所,医务人员以救死扶伤为天职。然而,近年来一些有关患者安全的流行病学研究结果却为人们敲响了警钟。医院感染、药品不良反应、医疗器械不良事件、医疗意外及过失、有创性检查、医疗过程中发生的其他患者安全事件,不仅给本就受病痛折磨的患者雪上加霜,而且也影响了医患关系甚至社会秩序。保障患者安全是医院及医护人员的重要责任。

一、问题与责任

患者安全已引起全球各国的重视。20世纪90年代,美国先后发生几起医疗错误,造成极大的社会影响。美国国会要求行政部门对此问题予以重视并进行改革。美国医学研究所分别于1999年和2001年发表了题为《孰能无错:构建更安全的医疗保健系统》和《跨越质量裂痕:21世纪新的医疗保健系统》(译名)的著名报告。这两个报告提出了国家对患者安全及医疗质量的政策目标。据数据统计,1997年美国住院患者中有4.4万～9.8万人死于可预防的不良事件,而这些可预防的不良事件花费了国家170亿～290亿美元。澳大利亚1995年的一项研究则显示,17%的住院患者曾经历过医疗不良事件,其中5%的患者因此死亡,而这些不良事件中有一半是可以预防的。英国也有类似统计报告,10%的住院患者经历过医疗差错。2004年9月,首届患者安全国际联盟大会在我国上海召开。我国与会代表在发言中指出了当前中国患者安全所面临的6大挑战,介绍了我国政府和相关部门为提高医疗质量、保证医疗安全、保护人民健康所采取的一系列措施。

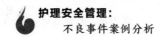
二、观念与措施

关于患者安全事件的认识及预防措施的建立，人们的观念近年来已经发生了显著的变化。

传统观念上，将患者安全事件的发生归责于某个人，在预防处理措施上以谴责和处罚为主。其直接后果是参与医疗活动的人员对医疗行为中发生的错误极度恐惧和烦恼，对报告和揭露错误行为持防范态度，甚至故意隐瞒错误。

然而，国际上有关医疗错误的一些大型流行病学调查研究结果显示，急性住院患者中有3.5%～16.6%的患者曾经发生医疗不良事件，而大部分医疗不良事件与药物的损害或感染、执行技术有关。值得注意的是，其中30%～50%的医疗不良事件可以通过防范系统的介入而预防和避免。

国内某地区三甲医院2016年度共上报护理不良事件118例，占医院所有不良事件的37.70%，其发生例数仅次于药品不良反应的149例，必须引起重视。

事实表明，在医疗过程中，患者的脆弱，以及诊断、治疗的许多不确定性造成了相当比例的医疗不良事件或医疗错误。这些错误虽有部分来自个人的疏忽或技术不精，但是更大部分来自医疗系统中长期潜藏的系统、程序、工作环境的疏忽和失误。

三、目标与行动

近年来，随着医院管理理念的进步和患者自主意识的增强，患者安全问题已经引起世界卫生组织（World Health Organization，WHO）及众多国家医务界的高度关注，成为医院管理领域最受重视的议题之一。

依据卫生部下发的《医院管理评价指南》，各地区各级医院深入开展"以病人为中心，以提高医疗服务质量为主题"的医院管理年活动。

在美国健康保健鉴定联合委员会(Joint Commission on Accreditation of Healthcare Organization,JCAHO)等行业组织提出患者安全目标之后,中国医院协会出台了适合我国国情的患者十大安全目标,并更新至2019年版。

在卫健委患者十大安全目标相关文件的指导下,各地区各级医院在每年度的例行检查工作中已将大部分患者安全目标融入检查项目中,以促进医院质量与安全管理的持续改进。

在推广总结《2018年度患者安全目标》的基础上,中国医院协会广泛听取了各医院和专家的意见,推出中国医院协会《2019年患者安全目标》,主要内容如下。

目标一:正确识别患者身份

目标二:强化手术安全核查

目标三:确保用药安全

目标四:减少医院相关性感染

目标五:落实临床"危急值"管理制度

目标六:加强医务人员有效沟通

目标七:防范与减少意外伤害

目标八:鼓励患者参与患者安全

目标九:主动报告患者安全事件

目标十:加强医学装备及信息系统安全管理

总之,在我国,有关患者安全的观念还需要更新,防范措施还需要完善。这是一个系统工程,需要广大医院管理者的重视,需要医务工作者的积极参与,需要大家持续不断的努力。患者安全是医院、患者、政府、媒体的共同责任。质量是支柱,安全是财富。

第三节 加强护理安全管理的建议

一、重视安全教育

提高全体护理人员的安全意识是保证护理安全的基础。管理者必须重视安全管理，但安全管理不应仅仅是管理者的责任，更应该通过安全教育使护理人员从被动接受安全管理的检查转变为自觉维护安全。要做到这一点，安全教育就不能只一般性讲授大道理，而要围绕如何有效保护患者和工作人员的自身安全，分析不安全因素及其产生的原因，调动全体护理人员的积极性，寻找有效的防范措施。安全教育要坚持常抓不懈。

二、提高系统的安全性和有效性

根据现代管理思想，安全管理也应该以积极主动预防为主，而不应是救火式的事后补救，应该从提高整个系统运行的安全性和应对的有效性角度考虑如何才能保证安全。实施建议如下：设计可靠性高、稳定性较好的系统程序，并且不断地根据专业发展做出调整，使系统程序能够不断适应组织管理的需要，避免由于组织管理滞后，系统所造成的不安全问题。

三、加强监督，抓好关键点

安全管理要特别注重抓好关键点，即那些有可能影响全局或容易出问题的环节。护理管理者要善于识别这些关键点，并对此进行重点监督和管理，如医院中手术室、重症监护室、急诊科等综合性高、技术性强、风险大的科室。医院感染控制、药品器械使用供应等涉及面广、影响大的工作也是管理者应重视和加强监督的重点。这些关键点的控制对护理质量的控制与评价非常重要，也是衡量医疗机构整体水平的重要指标。

　　社会的进步和医疗保健事业的发展都对护理服务提出了更高的要求。医院的发展和技术的进步应该为患者及护理人员营造一个更安全、更能体现人文关怀的环境和氛围。安全是人的基本需要,也是护理工作的基本要求,护理安全应该得到每个护理管理者的重视。

◈ 参考文献

[1] Hayes C, Jackson D. Medication errors in hospitals: a literature review of disruptions to nursing practice during medication administration[J]. Journal of Clinical Nursing,2015,24:3063-3076.

[2] Samsiah A, Othman N, Jamshed S, et al. Medication errors reported to the national medication error reporting system in Malaysia: a 4-year retrospective review(2009 to 2012)[J]. Eur J Clin Pharmacol,2016,72(12):11515-11524.

[3]成守珍,黄天雯,蔡金辉,等.非惩罚性医院护理安全文化建设[J].中国护理管理,2018,18(10):1304-1307.

[4]韩玲,王蓓,王莉莉,等.基于海恩法则的乳腺门诊手术室护理安全管理实效研究[J].护理管理杂志,2018,18(9):674-677.

[5]林群英,薛水兰,郭雅娇,等.护理安全质控平台的构建及在护理安全管理中的应用[J].护理研究,2018,32(4):620-622.

[6]王青,张欣,刘华平.患者安全护士胜任力评价量表的编制及信效度检验[J].中华现代护理杂志,2018,24(15):1783-1788.

[7]王妍,田敏,袁越,等.国内外护理安全及其评价体系的研究进展[J].护理研究,2018,32(7):1011-1014.

[8]杨帅,鄢斌,李映兰.护理安全文化研究现状[J].中国护理管理,2018,18(3):400-403.

[9]于江,马靓,周起帆.护理安全预警系统研究进展[J].医药

高职教育与现代护理,2018,1(5):42-44.

[10]朱琴,颜巧元.患者参与患者安全质量评价指标体系的构建[J].中华护理杂志,2018,53(5):587-591.

（洪都）

第二章　护理不良事件

医院是维护患者生命安全和健康的机构,必须认真落实"以患者为中心,提高医疗服务质量"的宗旨。质量、服务、安全是医院管理最重要的主题。因此,医疗护理安全是医院日常工作的重点和核心。医疗护理安全贯穿全院工作的主线,是各部门、各岗位和医生、护士必须慎独对待的重要内容。医疗护理安全是医院等级评审的重点内容,是衡量医院管理水平的重要标志。减少护理不良事件的发生,有效加强护理安全管理,不仅可以强化护理人员的安全意识,帮助护理人员提高护理质量,而且可以避免不良事件的发生,为患者减少不必要的经济损失和身心损害,为患者的安全提供可靠的保障。

一、定　义

(一)医疗不良事件

世界卫生组织将医疗领域中的不良事件定义为医疗流程遗漏或者医护措施不当导致的具有高危害风险的医疗护理情形或非预期的患者伤害,即由医疗活动导致的伤害,而与疾病及其并发症无关。

(二)护理不良事件

护理不良事件是医疗领域不良事件的一部分。但世界卫生组织并未给护理不良事件做出明确定义。我国学者将其定义为在护

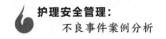
理过程中发生的、不在计划内的、未预计到的事件,主要包括给药错误、跌倒、坠床、压力性损伤、管路滑脱、走失、误吸或窒息、烫伤,及其他与患者安全相关的、非正常的护理意外事件。

(三)概念界定

护理不良事件的定义与医疗(护理)缺陷、医疗(护理)事故、护理差错和护理缺点不同,正确理解它们的定义,有助于明确界定护理不良事件。

1. 医疗(护理)缺陷

医疗(护理)缺陷是医疗过程中不符合医疗行为规范及技术标准的一种特殊表现,主要指由医疗、护理、服务中的失误、失职及管理过程中的不完善而造成的质量不足或服务不满意。其范围包括在日常医疗过程中发生的医疗事故、医疗(护理)差错、医疗问题及医疗(护理)缺点等。护理缺陷属医疗缺陷范畴,是指治疗、护理服务人员在提供服务的过程中,由医疗体制、管理体制、服务质量及技术操作方面存在的欠缺及不完善因素导致的医疗损害。

2. 医疗(护理)事故

医疗(护理)事故是指医疗机构及其医务人员在医疗护理活动过程中,因违反医疗卫生管理法律、行政法规、部门规章和诊疗护理规范和常规而发生过失,并造成患者人身损害的事故。

3. 护理差错

凡在护理工作中因责任心不强、粗心大意、不遵守规章制度或技术水平低下而发生的差错,对患者可造成直接或间接的影响,但未造成严重不良后果者,称为护理差错。根据所产生后果的严重程度,进一步分为一般差错和严重差错。一般差错是指未对患者造成影响,或对患者有轻度影响但未造成不良后果的一般性差错。严重差错是指护理人员因失职行为或技术过失,给患者造成一定痛苦,并延长治疗时间的差错。

4. 护理缺点

护理缺点是指在临床工作中虽然某环节存在错误,但在被发现后得到及时纠正,并未实际发生在患者身上(如错抄医嘱但未执行)的缺点。护理缺点也属于护理缺陷的范畴。护理缺点是构成护理差错的危险因素,而护理差错又是构成护理事故的危险因素。因此,对护理差错及护理缺点的有效管理是防范和杜绝护理事故的重要手段。

二、护理不良事件分类

1. 按事件结局分类

按事件结局划分,护理不良事件可分为不可预防的和可预防的护理不良事件两种。不可预防的护理不良事件是指医护人员采用正确的护理方式,但仍造成不可预防损伤的护理不良事件。可预防的不良护理事件是指护理人员在护理过程中由于使用不正确的方法,或没能防范差错及设备故障等而造成损伤的护理不良事件。

2. 按发生原因分类

按发生原因,护理不良事件又可分为以下几个方面。①患者在住院期间发生跌倒、用药错误、走失、误吸、窒息、烫伤,以及其他与患者安全相关的护理意外。②诊断或治疗失误导致患者出现严重并发症、非正常死亡、严重功能障碍、住院时间延长或住院费用增加等医疗事件。③严重药物不良反应或输血不良反应。④因医疗器械或医疗设备问题给患者造成的损害。⑤因医务人员或陪护人员的问题给患者造成的损害。⑥严重的院内感染。⑦门诊、急诊、保卫、信息等其他相关的不良事件。

3. 按要素分类

按要素分类,主要有两种分法。Kagan 和 Barnoy 将护理不良事件分为过程、知识和技能三大方面要素的护理不良事件。过程方面的护理不良事件包括管理、观察、实施、交流等方面的错误;知识方

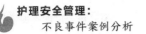
面的护理不良事件则指医护人员缺乏临床基本知识和技能,或者应用非标准的理论而导致的错误;技能方面的护理不良事件则指医护人员在护理工作中诊断和实施决策的错误等。Crespin等把护理不良事件划分为患者、药物、剂量、管理、追踪和其他六个方面的要素。患者方面的护理不良事件包括患者信息或者个人行为导致的差错;药物方面的护理不良事件则是给药产品混淆,药物疗效、成分、使用期限等的错误;剂量方面的护理不良事件包括剂量遗漏、缺少或过量等的错误;管理方面的护理不良事件包括护理路径、护理时间、管理频率及过期医嘱等几大错误;追踪方面的护理不良事件包括监控、化验和文书方面的错误。

根据上述分类方法,护理不良事件分类大致可以包括给药错误、坠床/跌倒、压力性损伤、管路滑脱、标本错误、医嘱执行错误、管饲和饮食错误、药物外渗、针刺伤、误吸、窒息、烫伤、患者走失及其他护理不良事件等。

三、护理不良事件的等级划分

1. 根据患者损伤结局划分等级

目前,护理不良事件的等级划分多采用我国香港医院管理局关于《不良事件管理办法》中不良事件的分级标准,根据患者的损伤结局分为7级。

0级:事件在执行前被制止。

Ⅰ级:事件已发生并已执行,但未造成伤害。

Ⅱ级:轻微伤害,患者生命体征未改变,需临床观察及轻微处理。

Ⅲ级:中度伤害,患者生命体征有部分改变,需进一步临床观察及简单处理。

Ⅳ级:重度伤害,生命体征有明显改变,需提升护理级别及紧急处理。

Ⅴ级:永久性功能伤害。

Ⅵ级：患者死亡。

该等级划分标准的判断依据有4个，即事件是否已发生，事件发生以后患者生命体征的情况，需要采取措施的种类，事件的结果。

2. 根据事件的严重程度划分等级

另一种划分方法是根据事件的严重程度，分4个等级。

Ⅰ级——警讯事件：涉及死亡、严重身体伤害或心理伤害的意外事件。严重身体伤害具体包括丧失四肢或其功能。

Ⅱ级——不良后果事件：在医院运作或疾病医疗过程中，非疾病本身所造成的人员机体与功能的伤害。

Ⅲ级——未造成后果事件：虽然发生了错误事实，但未造成不良后果，或未给患者机体与功能造成任何损害。

Ⅳ级——接近错误事件（隐患事件）：指由于不经意或经及时介入行动，而使原本可能导致意外、伤害的事件或情况并未真正发生。

第二节　护理不良事件原因分析及工具方法

一、护理不良事件常见原因及原因分析工具

（一）原　因

1. 护理人员因素

护士专业知识、技能操作水平均会影响护士对患者病情的评估。部分低年资护士可能存在安全意识不足、缺乏慎独精神的问题，工作中可能简化流程或未认真执行各项查对制度；而部分高年资护士可能因为职业倦怠、缺乏热情、对患者责任心不强或长期工作形成了思维定式，在工作中容易先入为主，未能严格执行"三查七对"制度。部分护理人员与患者及其家属沟通时缺少沟通技巧，缺乏耐心，致使对患者身体情况询问不到位，遗漏一些有价值的护理资料，形成护理安全隐患，造成护理不良事件的发生。

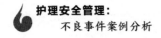
2. 患者及其家属因素

患者的疾病本身易导致预后不良或有发生某些不良事件的风险;有认知功能障碍或感觉功能减退的患者易发生某些不良事件;患者和(或)其家属由于认知水平的差异,不能完全理解治疗和护理的注意事项;患者和(或)其家属遵医行为差,对治疗护理不配合等,拒绝接受某些护理常规操作;还有的患者不愿意麻烦护士而自行更改或实施护理操作。

3. 医院设备和设施相关因素

医院设备和设施相关因素,如输液调节器、化疗泵、止痛泵的质量问题,或微泵无蓄电功能,均可导致输液速度准确性不够而出现输液方面的护理不良事件。医院地面不平整、卫生间湿滑、走廊无扶手,易导致患者摔倒护理不良事件的发生。床档质量不佳或没有床档,易导致坠床事故。氧气筒漏气、采血试管漏气及监护仪故障等导致数值不准确,易导致病历书写记录错误。医院电脑系统出现故障,无法登记患者信息或打印医嘱,易导致延误治疗护理不良事件的发生。

4. 管理因素

医院一些规章制度可能不健全,如缺乏护理不良事件上报系统制度及质量监控分级管理制度等。在临床护理教学管理方面,特别是年轻护士培训、实习生带教方面管理不到位,年轻护士易因风险意识不足、操作能力低下、不严格执行查对制度等发生护理不良事件。护理人员配置不合理,致使在不良事件高危险期护理人员配置也不足;而护理人员为了完成工作任务,简化操作流程,易导致护理不良事件的发生。

(二)原因分析测评工具

护理不良事件数据的上报是对护理不良事件进行原因分析的实践基础。目前,大多数医院上报过程是非自动的、非自愿的,护理不良事件上报率普遍较低。原因分析测评工具可以帮助提高护理人员的上报主动性。就医护人员上报的态度及行为研制的相关量表工具如下。

1. 不良事件上报障碍量表

不良事件上报障碍量表由国外学者 Anderson 教授制定并由中南大学的秦春香翻译及修订,使之适合我国使用。该量表包含 16 个条目,共 4 个维度,即惩罚性氛围、传统习惯、上报管理、工作条件。各维度和量表的重测信度为 0.719～0.889,同质信度为 0.700～0.833;量表与其 4 个维度的相关系数为 0.540～0.790,四个维度之间的相关系数为 0.274～0.453。探索性因素分析表明,各条目对所属因子有中度以上的负荷,抽取的 4 个因子解释了总方差的 55.698%;验证性因素分析显示,量表绝对拟合优度指数、相对拟合优度指数、非标准化拟合优度指数均为 0.905～0.935,近似误差均方根小于 0.1。

2. 不良事件上报态度量表

2015 年,周越等通过翻译英文原版临床不良事件上报态度量表(reporting of clinical adverse events scale,RoCAES),结合我国文化背景进行调试,最终确定了包含 4 个一级指标(上报标准、上报环境、上报影响、上报目的),总共 25 个条目的量表。中文版的 RoCAES 内容效度指数(CVI)值为 0.94,因子分析萃取了 4 个公因子,方差累计贡献率为 74.34%。量表 Cronbach's α 系数为 0.966,分半信度为 0.949,重测信度为 0.851。该量表信效度良好,能够较为全面客观地评价护士对临床不良事件上报的态度。

3. 英国不良事件上报量表

英国不良事件上报量表由 Martins 等于 2011 年使用利物浦不良事件概要(Liverpool adverse events profile,LAEP)文件改编而成。该量表包括疲倦、紧张和(或)烦躁、侵害感、头痛等 10 个方面的内容,并于 2014 年由我国学者改良及本土化,内容包括感知责任、感知识别事件上报的标准、感知同事期望、感知上报的意义、感知报告

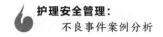

程序的流程等5个方面，量表信度和效度良好。

4. 毛秋云等制定的不良事件上报量表

毛秋云等根据风险感知理论，利用Culmingham提出的测量方法，通过德尔菲法和统计学方法最终确定了包含3个一级指标（患者照护风险、系统流程风险、护士操作风险），总共20个条目的临床不良事件风险感知量表。在该量表中，患者照护风险、系统流程风险和护士操作风险3个维度体现了护理服务自身的特点，能够较为全面客观地测量和评价临床护士对不良事件发生风险的感知。

5. 危重症患者非计划拔管危险因素量表

2014年，陈晓翠等以预防非计划拔管影响因素理论为指导，编制危重症患者非计划拔管危险因素量表。该量表包括管理系统、患者及相关因素、医护及相关因素、职业素养、辅助系统5个维度。作者利用德尔菲法和统计学方法最终确定了包含27个条目的危重症患者非计划拔管危险因素量表。该量表CVI值为0.991，每个条目与其维度总分的相关系数为0.248～0.777，提示其具有较好的表面效度和内容效度。该量表主成分分析提取了5个公共因子，累积贡献率为69.041%，每个条目在相应因子上有较高强度的载荷（因子载荷>0.5），表明该问卷具有较好的结构效度；各维度及题项之间Cronbach's α系数均大于0.7，表明问卷具有较好的内部一致性信度。

6. 不良事件第三方调查表

张伟等认为目前我国使用的临床不良事件量表存在针对性缺乏、设计不够缜密等缺陷，因此于2014年通过质性访谈，采取面对面、半结构性、深度访谈方式进行调查，形成不良事件第三方调查表，并最终确定其包含4个一级指标，共32个条目。该量表能够针对护理人员对不良事件的认知、态度及上报意向现状，制定出有针对性的整改措施，从而为完善不良事件上报系统提供科学依据。

7. 给药错误报告量表

给药错误报告量表由 Wakefield 等研制,可用于了解影响护士上报不良事件的因素。该量表涉及 3 个领域,包括为什么错误会发生、错误未被上报的原因和错误实际上报率。实证研究表明,该量表的信效度较好,Cronbach's α 系数在 0.70 以上,重测信度相关系数均大于 0.67。

8. 医护人员差错上报调查问卷

医护人员差错上报调查问卷包括场景描述、认知态度的自我评价、开放式问题和人口学资料的采集 4 个部分,可用于研究医生、护士及药剂师对差错的上报态度。目前,尚无其信效度的实证研究报告。

二、原因分析模型、方法和工具

(一)原因分析模型

1. 破窗理论

破窗理论又名破窗效应,是一种社会心理学效应。破窗理论由美国政治学家威尔逊和犯罪学家凯琳提出,我们可以理解为一件坏事没有得到及时制止就会导致更多的坏事发生。在我国,张福霞最早将破窗理论与护理管理结合在一起,她把护理工作比喻成一栋建筑物,护士是建筑物的主体,护理工作的失误与不足就像易碎的玻璃窗,如果不及时修补就会有更多的玻璃窗被打碎,从而使护理工作无法良性运转。范福玲将破窗理论运用到护理实训教学管理中,以破窗为戒,培养护士生形成较好的学习习惯,培养较好的职业能力,考试合格率达 100%,提示破窗理论的运用有助于护士生养成良好的学习习惯,有利于加强护士生职业综合能力的培养。另有学者组建临床用药管理小组,对用药及管理过程中的弊端和盲点(即破窗)进行讨论学习,运用破窗理论指导临床用药和护理安全管理,提高护理人员对药品安全的认知度等,实现临床用药安全。各国学者对于将破窗理论用于患者安全管理方面进行了深入且详细的报道，结果充分证实其在安全隐患管理方面的作用。

2. 瑞士奶酪模型

瑞士奶酪模型又名积累的行为效应，也称 Reason 模型或航空事故理论模型。此模型由英国心理学家 Reason 于 1990 年提出，指在一个系统中建立多层防御体系，各个层面相互交错成的防御体系可以相互拦截彼此的缺陷或漏洞，从而就不会因单一的不安全因素造成故障。该理论模型包括 4 个层面，即组织影响、不安全的监督、不安全行为的前兆、不安全的操作行为。美国国家研究院医学研究机构 1999 年的调查报告指出，医疗行业可以借鉴航空安全管理理论对医疗事故进行分析。Yee 等把瑞士奶酪模型运用于医疗失误的信息技术管理，加强发展和评估信息技术。Durstenfeld 认为，瑞士奶酪模型在预防和管理医疗事故的患者安全差错方面发挥了巨大的作用。国内，安秀琴等最早将瑞士奶酪模型运用于护理安全管理，提出应从系统观角度分析护理不良事件，同时要不断完善护理不良事件的上报系统。郭礼应用瑞士奶酪模型对人为因素造成的差错事件进行 4 个层面的分析，认为此模型可对护理不良事件中人为因素进行全面分析，丰富护理管理者的管理思维，但仅从人为因素去考虑护理差错事故的发生未免太片面，尚缺乏全面综合的管理思维。2016 年，杨励应用瑞士奶酪模型对医疗安全管理进行了探索，从瑞士奶酪模型的 4 个层面确立护理风险管理路径，提出此模型理论对护理风险管理路径的建立有一定的指导意义。自下而上的管理层就如同一层层奶酪，整个体系的安全系数受牵于每一层面，即管理层中哪个环节出现差错，都会影响整个体系的安全。此模型的最大亮点是将整个安全管理体系捆绑在一起，各个环节必须各司其职，做好自己份内的事。故该模型可广泛应用于各管理行业。

3. SHEL模型

1972年,爱德华教授首次提出了SHEL模型。该模型首次提出了安全工作中"人"所处的特定系统界面的原理,界面四元素包括软件(software)、硬件(hardware)、环境(environment)和人(liveware),分别用首字母S、H、E、L代表。该模型主要探讨人为因素在不良事件中的作用。日本医疗事故调查委员会因此引申出SHEL事故分析法。此模型系统把安全隐患的各个因素全面考虑在内,包括内在的软件、外在的硬件、环境和不安全因素变化较高的人,把事件发生的原因分解成几个模块,对各个模块进行剖析,从而找出解决问题的方法。这是解决问题最直接、最有效的一种方法。我国学者根据日本医疗事故调查委员会提出的SHEL事故分析法,对医疗差错或不良事件进行了研究和探讨,从SHEL模型的四元素角度对护理不良事件的发生原因进行了深入剖析,协调硬件、环境问题,提高软件中个人的核心能力,强调其他工作人员把关等关键环节。但SHEL模型着眼于宏观角度对护理不良事件的影响,缺乏对各个元素的系统全面分析。也有部分学者将SHEL模型用于医疗行业微系统,如血液、骨科、手术室等护理不良事件的原因分析,找出不良事件发生的原因,并制定相应对策,从而减少不良事件的发生。霍然等认为此模型的优势在于:对于界面间元素不匹配而出现的差错,可以进行原因分析,以有效降低不良事件的发生率。

4. 杜邦安全管理理论

杜邦安全管理理论由美国杜邦安全公司提出。该公司于1926年开始创立安全管理体系,于19世纪40年代提出以"所有事故都是可以防止的理念"为首的十大安全管理理念。杜邦安全管理理论体系包含的安全要素有职责、目标、标准、培训、检查、鼓励、事故调查,但没有惩罚和罚款。根据杜邦安全管理理论,美国在2005年通过了"患者安全和医护质量行动提议",设立了医疗护理安全事故上报系统。马俊英等运用杜邦安全管理理论的十大安全理念中的前八点对护理安全管理进行了深刻剖析,通过构建科学的护理安全管理体系,为患者提供安全、优质、有效的护理服务,减少护患纠纷和医疗差错事故的发生。管理者应坚信所有事故都是可以预防的,并且把发现的安全隐患进行分类总结,准确掌握每个部门的安全隐患内容,明确处理这些问题要花多少人力物力,不解决会产生怎样的后果,只有把安全真正落到实处,才能从根本上避免事故的发生。

5. EDIT 模型

2004 年,Inoue 等在人为因素可靠分析的基础上建立起适用于评估医疗不良事件的错误类型(error,E)、不良事件发生的直接原因(也称行为形成因素,direct threat,D)和间接原因(也称系统因素,indirect threat,IT)的模型,即 EDIT 模型。直接原因有环境设备、工作环境、个人因素、团队因素等,间接原因有国家、制度、专业文化、患者相关信息、管理人员等。由此又细化出 12 个分类因素。Inoue 等根据此模型对 5399 起护理不良事件进行分类分析,并建立了护理不良事件数据库。EDIT 模型与 SHEL 模型有相似之处,两者均是把事件分解成几个重要的影响因素,寻找各个因素产生的效果,对症下药找出解决办法。

6. 可拓学

可拓学是由以广东工业大学的蔡文研究员为首的中国学者们创立的新学科,主要研究事物拓展的可能性和开拓创新的规律与方法。其研究对象为客观世界中的矛盾问题。可拓学认为任何事物都是可以拓展的,通过各种变换的方法,能够找到解决矛盾和问题的创意。其基本理论为可拓论;特有方法为可拓方法;三大理论支柱为基元理论、可拓集合理论和可拓逻辑。周勤等将可拓学用于临床护士继续教育效果评价模型的构建,并建立了以可拓学为基础的学分评价统计模型。护理安全与护理缺陷是一对特殊类型的矛盾,运用可拓学理论,结合护理实际系统可分析护理隐患的发散性、蕴含性、可扩性、相关性和共轭性,从而全面系统地构建护理安全管理模式。运用可拓学理论,可以把事故和安全这一矛盾体互相转化,认清这两者的症结所在,发现其突破点并进行有效转化。

(二)原因分析方法

1. 根本原因分析法

根本原因分析法(root cause analysis,RCA)最早起源于美国,是以瑞士乳酪模型理论为依据的回溯性原因分析方法,其基于临床不良事件的发生是由组织系统因素引起的,而非个人因素。其包括不良事件的上报、相关信息的收集、近端原因的寻找和根本原因的确认、改进计划的制订和执行4个步骤。目前,RCA在国内外护理不良事件的回顾性研究中被广泛应用。乔艳等报道应用RCA对各项护理不良事件进行回顾性分析,研究分析护理不良事件的近端原因和根本原因,探讨防范措施。RCA的运用,提高了护理不良事件的上报率,降低了护理不良事件的发生率。

2. 失效模式和效应分析

失效模式和效应分析(failure mode and effect analysis,FMEA)是基于团队、系统,用于识别某个程序或设计出现故障的方式和原因的前瞻性分析方法。FMEA包括确定主题、组成团队、画出流程、分析危害、拟订行动计划与评价结果6个步骤,可对护理不良事件进行原因分析并制订预防措施,针对工作流程中的每一个步骤列出失效模式和可能性原因,并进行风险优先系数(risk priority number,RPN)评分。国内学者在老年住院患者跌倒、手术中出现的错误、用药错误等护理不良事件中,应用FMEA进行原因分析。如施雁等结合失效模式和6 Sigma质量管理理念来分析静脉置管感染的原因,寻找预防感染的对策,从而降低静脉置管感染的发生率。荷兰的一项研究采用FMEA对风险较高的医院不良事件进行前瞻性分析,建立患者潜在风险分析系统。

3. 事故树分析方法

事故树分析方法(fault tree analysis,FTA)又称故障树分析法,从要分析的特定事故或故障(顶上事件)开始,层层分析其发生的原因,直到找出事故的基本原因(底事件)为止。这些底事件又被称为基本事件,它们的数据已知,或者已经有统计或实验的结果。应用FTA对各种系统的危险性进行辨识和评价,不仅能分析出事故的直接原因,而且能深入地揭示出事故的潜在原因。用它描述事故的因果关系,直观明了,思路清晰,逻辑性强。FTA既可用于定性分析,又可用于定量分析,是安全系统工程的重要分析方法之一。FTA的作用有以下5个方面:①可以事前预测事故及不安全因素,估计事故的可能后果,寻求最经济的预防手段和方法;②事后用FTA分析事故原因,十分方便明确;③FTA的分析资料既可用于直观的安全教育,也有助于推测类似事故的预防对策;④在积累了大量事故资料后,可采用计算机模拟,使FTA对事故的预测更为有效;⑤在安全管理上,用FTA对重大问题进行决策,具有其他方法所不具备的优势。

4. SHEL事故分析法

SHEL事故分析法是近年由日本医疗事故调查委员会提出的。其中,S:software,指软件部分,包括护理人员的业务素质和能力;H:hardware,硬件部分,指护士工作的场所;E:environment,临床环境;L:liveware,指当事人与他人。他们认为医疗事故的形成主要受以上几个方面因素的影响,可以通过分析这些因素来找出医疗事故发生的原因,并制定相应的对策,以减少医疗事故的发生。

(三)原因分析工具

1. 系统图

系统图将事物或现象分解成树枝状,故又被称为树形图或树图。系统图为了达成目标或解决问题,以目的—方法或结果—原因为主线,层层展开分析,从而寻找最恰当的方法和最根本的原因。利用系统图,可以系统地分析问题的原因并确定解决问题的方法。系统图可以帮助管理者系统地掌握问题,寻找实现目的的最佳手段。因此,系统图被广泛应用于质量管理工作中。

2. 鱼骨图

鱼骨图,又名因果图、石川图,是一种发现问题"根本原因"的分析方法,主要包括问题型、原因型及对策型鱼骨图等几类。鱼骨图分析法是咨询人员在进行因果分析时经常采用的一种方法。咨询人员通过鱼骨图试图找出导致问题的因素,并按相互关联性进行整理,以期寻找解决之道。

3. 流程图

流程图或框图是以特定的图形符号加上说明,表示算法的图。流程图是流经一个系统的信息流、观点流或部件流的图形代表。流程图主要用来展示某一过程。通过制定流程图,可以预防和减少护理不良事件的发生。流程图是揭示和掌握封闭系统运动状况的有效方式。作为诊断工具,它能够辅助决策制定,让管理者清楚地知道问题可能出在什么地方,从而确定可供选择的行动方案。流程图可以直观地描述一个事件过程的具体步骤,对准确了解事情是如何发展的,以及决定应如何改进过程极有帮助。流程图可以帮助护理管理者清楚地展示某项护理不良事件的发生过程,找出问题可能出现之处,从而做出决策。

4. 5why分析法

5why分析法又称5问法,也就是对一个问题点连续问5个why(为什么),以追究其根本原因。该方法虽说是5个why,但在使用时其实并不限定只做5个为什么的探讨,主要的目的是必须找到根本原因,有时可能只要3个,有时也许要10个,适用于异常原因调查等领域。5问法主要从制造、检验和体系(或流程)3个层面来实施,即为什么会发生(制造角度)、为什么没有发现(检验角度)和为什么没有从系统上预防事故的发生(体系或流程的角度)。5问法的关键所在:鼓励解决问题的人要努力避开主观或自负的假设和逻辑陷阱,从结果着手,沿着因果关系链条,顺藤摸瓜,直至找出原有问题

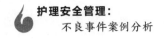

产生的根本原因。

● 第三节　护理不良事件上报管理及对策

护理不良事件时有发生。对患者而言,护理不良事件延长了个体住院时间,增加了不必要的治疗,也给患者造成了新的痛苦和伤害,甚至危及患者的生命;对医院而言,护理不良事件与医院的安全服务理念相悖,增加了医疗护理质量监控的难度。护理不良事件的发生率是衡量医院管理水平的重要标志,可以综合反映护理人员的工作态度、技术水平和管理水平。据统计,每10个关于患者安全的报道中,就会有1个报道是关于患者在接受治疗时受到伤害的。无论在发达国家还是发展中国家,患者安全问题都是应该重视的重点问题。据统计,每年因医疗(护理)差错引起患者损害的直接和间接经济损失高达数百亿美元之多。护理不良事件不仅损害患者,而且直接影响医疗质量和医患关系,更会给社会造成严重的经济负担。护理不良事件可防可控。加强对护理不良事件的管理,于患者、医院和社会都是非常有必要的。

一、护理不良事件的危害

护理不良事件对患者和医院都会产生不利的影响。对医院而言,护理不良事件降低住院患者满意度,影响医院的信誉,而且会造成医疗资源的浪费;对患者而言,护理不良事件延长患者住院或就诊时间,增加不必要的治疗及护理措施,还增加了患者的痛苦,严重的可能导致医疗纠纷。以下就常见护理不良事件的类型进行总结。

1. 给药错误

给药错误包括药物名称、药物剂量、给药方式、给药频次等错误。给药错误可能造成患者病情加重及一系列不良反应,轻则无效过敏,重则导致患者病情加重或直接死亡,进而引起医患纠纷。

2. 压力性损伤

压力性损伤会导致患者皮肤、肌肉和皮下组织的局限性损伤。它一方面会降低患者的生活质量,增加患者的痛苦和经济负担,影响患者疾病的康复;另一方面会增加医疗护理难度,导致医疗护理用品的大量消耗和医疗护理费用的大量增加。

3. 呼吸机意外

呼吸机意外包括管路滑脱、漏气、管路积水过多、呼吸机运行不畅和突然断电导致的无法正常运转等。这些问题会导致漏气、管路堵塞、患者所需氧气的无法供给和多余的二氧化碳的无法排出,致使患者发生窒息和不可逆转的缺血缺氧性脑损伤,严重者可危及生命。

4. 给药意外

给药意外主要包括:静脉用药通过胃肠道管路输注,肠内营养通过静脉途径输入,本不能通过外周静脉的高危药品却通过外周静脉输入,输液速度过快或过慢等。给药意外会导致患者心脏负荷加重、静脉炎等。另外,药物外渗会导致注射部位充血、疼痛、肿胀,甚至破溃、坏死等,增加后续治疗及恢复的难度。

5. 各种高危导管不良事件

各种高危导管不良事件,如管路滑脱、错误夹闭或开启,导致引流液不能及时排出或排出过多。意外拔管会导致管路断裂、体内滞留等不良事件,此外也会增加二次置管的难度和风险。

6. 跌倒或坠床

跌倒或坠床的轻症患者无症状;重症患者有骨折或肌肉韧带损伤等,甚至危及生命,患者出院时间延长,住院费用增加等。

7. 院内自杀或走失

院内自杀或走失的患者都可能有精神类问题或发生猝死等意外。如发生类似事件,易导致医疗纠纷。

8. 烫伤

烫伤致皮肤损伤,导致患者形象受损,增加患者痛苦,增加住院费用,延长住院时间,同时也会增加护理工作量。

9. 冻伤

过度用冷可造成皮肤坏死。持续用冷1小时以上会导致全身继发性反应,严重者会致冻疮。

10. 针刺伤

针刺伤可能造成皮肤深层破损和出血,增加患者痛苦,也增加感染的风险。一旦因针刺伤致患者感染,后果可能很严重,有的可能引起医疗纠纷。

11. 手术患者部位错误

手术患者部位错误会造成严重医疗事故,引发医疗纠纷。

12. 患者识别错误

患者识别错误,导致治疗、护理不对应,延误了患者的病情治疗,影响了工作质量与治疗效果。

13. 标本采集错误

标本采集错误包括标本抽错和标本丢失等,致病情诊断延误,穿刺抽血次数增加,工作量增加;在特殊情况下,可能影响患者急诊手术的时间,致使患者错过最佳治疗时机。

二、护理不良事件的上报管理

护理不良事件的上报管理是患者安全领域内的热门问题。护理不良事件的发生常会危及患者的健康和生命安全,给患者及其家庭造成不幸的影响,同时会使医疗机构在人、财、物、声誉、形象等方面受到损失。美国医学研究所(Institute of Medicine,IOM)报告显示,美国每年大约有9.8万人死于可以预防的医疗差错。患者安全问题已引起公众和各国政府部门的高度重视。护理不良事件报告系统对保证患者安全的积极作用已被人们肯定和接受。如何建立健全护理不良事件报告系统,最大限度地减少护理差错的发生,保障患者安全,已成为当今护理管理者研究的重要课题。

(一)国外护理不良事件报告制度

1. 国外护理不良事件报告制度的现状

美国、英国、澳大利亚等国家已建立了不同类型的护理不良事件报告制度,几乎所有医院都具备护理差错和不良事件的内部报告系统,也有许多医院的护理主管部门加入了外部报告系统,并建立了自愿报告机制,鼓励上报护理缺陷。报告方式包括网络报告、电话报告、书面报告等。报告者可以报告自己发生的问题,也可以报告所见他人发生的问题。自愿报告系统独立于任何有权处理报告者及其组织的权力部门,采取匿名形式,严密保护报告者,报告者不用担心因报告而受到责备和处罚;同时,所报告的资料不作为法律依据。例如澳大利亚的药物不良事件报告系统、跌倒上报系统、管道滑脱上报系统、不明发热上报系统等。自愿上报系统的建立为保障患者安全形成了积极效应。例如,为提高应用高危药物的安全性,美国JCAHO根据不良事件根源性分析报告,禁止将高浓度电解质存放在护士治疗室;为有效预防患者跌倒,澳大利亚患者安全基金会建立的护理不安全事件报告系统针对2年内上报的280起患者跌倒事件,研制了跌倒危险性评估表及预警,明显降低了患者在住院期间跌倒事件的发生率。

2. 国外护理不良事件报告制度的优点

"安全文化"的概念是由Singer等于2003年首先提出的,它将"安全为第一优先"的理念作为护理人员的价值观、信仰和行为准则,并迅速在欧美等国家及我国香港和澳门地区推广。所倡导的安全文化包括4个方面,即报告文化、公平文化、弹性文化和学习文化。它的标志之一就是创造一个针对"系统+非惩罚性"的环境,也就是要求医院各级护理人员能够公开地对待护理缺陷和问题,当自己、他人或系统出现护理缺陷时,能及时呈报,同时对待问题的态度

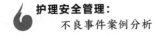
也着眼于改进系统而不是惩罚个人。20世纪末以来,国外护理人员已逐步认识到患者安全的重要性,并借鉴了某些高风险行业的安全管理成果,保障患者安全。美国JCAHO将工业界运用多年的失误分析工具——根本原因分析法(RCA)应用于医院,从根源上分析所上报的医疗护理差错,并对护理工作流程提出改善计划,杜绝类似护理不良事件的再发生。

3. 国外护理不良事件报告制度存在的不足

有研究者采用RCA对582个预警事件进行分析发现,护患沟通不足是所有严重差错事件发生的第1原因,而列在第2位和第3位的原因分别是护理人员对患者评估不及时和不遵守操作规程。另外,该研究同时发现,护患沟通不足仍是护理差错事件发生的主要原因。

4. 国外护理不良事件报告的管理对策

管理者根据预警事件报告及护理差错原因分析,提出可操作性的建议。例如,为正确识别患者,要求在给药、输血时至少应用两种方法识别和确认患者,建议应用患者身份条形码等信息技术。为了促进有效沟通,要求医疗机构必须制订执行口头医嘱或电话医嘱的流程,制订重要检查结果网报的流程等,所有流程需要信息接收者重复全部内容并予以确认。这些非医学领域的安全管理工具和措施在医学领域的成功运用,确保了临床护理工作的安全。

(二)国内护理不良事件报告制度

1. 国内护理不良事件报告制度的现状

目前,国内护理不良事件报告制度遵循的是国务院于2002年9月颁布的《医疗事故处理条例》,其中明确规定了发生的护理不良事件必须在规定时间内向上级主管部门汇报。此外,卫生部2008年《医院管理年活动指南》中也明确要求各卫生机构积极上报护理不良事件。同时,中国医院协会(Chinese Hospital Association,CHA)自2006年开始连续3年在《患者安全目标》中倡导建立非处罚性不良事件报告系统等。由此可以看出,上级行政主管部门正在积极鼓励上报护理不良事件。护理不良事件报告制度的建立,不仅为了解跌倒、误吸等与护理密切相关的不良事件发生过程等内容提供详细的第一手资料,而且为统计跌倒、误吸等事件的发生率提供了基线资料,为评价护理质量增加了客观指标。

2. 国内护理不良事件报告制度存在的不足

(1)报告制度缺乏规范性和权威性:目前,在医疗机构中所发生的医疗纠纷仅有一部分提交至各级医学会进行鉴定,从而取得较为权威的鉴定结论。但由于通过医学会鉴定的时间周期较长,费用较高,所以相当大一部分纠纷,尤其在处理一些双方容易达成共识的纠纷时,绕过了这道程序。这类纠纷虽然在处理上更为快捷,但由于定性不准确,所以影响了报告的准确性。现有《医疗事故处理条例》外延了医疗事故的内涵,导致统计到的医院医疗事故发生频率增高。过去的医院评审方法已经不适用,并对医疗机构自觉提高质量产生负面效应。医疗事故争议管理信息系统软件虽在部分地区使用,但各地没有统一模式,也没有在全国范围内展开应用,信息未标准化,不能为管理层提供可靠的决策依据。

(2)处理方法缺乏合理性:长期以来,护理安全管理多采用案例管理的方法,即在发生医疗护理缺陷之后,着力分析个人失误,而很少从管理制度或流程角度对护理缺陷加以分析,同时,解决的办法也只是对犯错误的个人进行惩罚。在医院内部,护理人员的职称晋升、年终评比等通常与过失行为挂钩,护理人员由于害怕受批评、处罚或曝光等,不愿主动上报护理不良事件。最终,管理部门得到的只是那些不得不报的事件,这不利于安全事故隐患的发现。

(3)处理方法缺乏透明化:医疗事故报告制度的建立,增加了医院医疗水平和服务质量的透明度,这虽可能导致患者索赔的机会增多,但也是全民法制观念增强的必然趋势。许多医院在具体执行过程中仍有偏差,认为"家丑"不可外扬,认为医疗纠纷"曝光"是件不

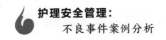
光彩的事情,不论是不是事故,对医院的声誉都会有不良影响。特别是某些地区的医疗市场趋于饱和,医院的声誉与效益紧紧挂钩,医院管理人员担心结果公开化会出现连锁反应,对今后的纠纷处理产生负面影响。

三、护理不良事件上报管理对策

(一)建立规范化的护理不良事件报告制度

明确强制报告和自愿报告的范畴。一方面,让护理人员按照规范程序进行强制报告,对未报告护理不良事件的部门或个人进行处罚;另一方面,鼓励自愿上报,加强护理不良事件报告系统的保密性,并委托专项研究机构对报告数据及时进行分析、评价,查找护理不良事件发生的根本原因,同时针对系统、流程或制度提出改进建议,让整个报告系统有效运行,有助于护理安全管理。

(二)合理分析并处理护理不良事件

1. 采取根本原因分析法分析处理护理不良事件

根本原因分析法是一种回溯性医疗不良事件分析工具。该方法将分析重点放在整个系统及过程的改善方面,而非仅限于对个人执行的检讨。研究表明,用该方法回顾性分析护理不良事件的原因,探讨防范措施,可以有效地提高护理不良事件上报率,降低护理不良事件发生率。

2. 设立无惩罚原则

无惩罚原则是指在护理差错发生后,不是惩罚犯错者,而是寻找导致护理差错发生的原因,改进相应的流程,避免在护理过程中再次发生护理不良事件。据世界卫生组织 2007 年 5 月 8 日关于患者安全的 10 个事实报道,在发达国家每 10 例患者中即有 1 例患者在接受治疗时受到伤害。但许多当事护士因为害怕受到惩罚或名誉受损,不敢或不愿意主动报告,而护士的这种恐惧与不安已成为当今医疗机构内患者安全促进的最大障碍。随着护理管理者理念的更新,人性化管理越来越受到青睐,用无惩罚原则管理护理不良事件成为趋势。通过护理不良事件处置流程管理、正确的无惩罚氛围营造及奖惩结合等措施的实施,推进无惩罚原则的实施,可提高护理人员对护理不良事件的上报率,促进护理不良事件的良性转归。

3. 强化对低年资护理人员的"三基"培训

护理部确定护理安全专题培训重点,组织护理人员学习医疗护理有关法纪法规、护理职业道德及相关制度和职责,树立风险防范意识,知法、守法,依法进行护理操作,强化责任。护理部应将护士的"三基"考试成绩纳入个人及科室的绩效考核,予以一定的奖金奖励;同时提高合同制护士的工资待遇。护理管理者要靠规章制度进行外部约束、控制、监督,并在护理质量的监督检查和评价中倡导以解决问题、预防问题、表彰工作成绩、激发爱岗敬业精神和增加团队凝聚力为重点理念。

4. 加强对患者及其家属的健康指导

对患者和家属进行及时、认真的告知、沟通与交流,与患者及其家属共享各种医疗信息,从而实现对患者的有效保护,达到事前控制和预防护理不良事件的效果。用临床实例与患者家属或照顾者沟通,让其了解家庭支持对患者康复的影响。例如:吕春燕和潘红英等对1例高血压病肾病患者进行血压控制不佳原因分析,得知患者因饮食控制不佳,透析过程中常出现低血压,并且因家属工作忙、没有时间陪伴且来院时常指责患者,所以患者的情绪很不稳定。根据原因分析,护士多次与家属真心交谈,使其态度转变,患者的依从性增加,生活方式逐渐改变,血压趋于稳定。可见,对患者及其家属进行有效的健康宣教和指导,能够更好地帮助其预防护理不良事件。

5. 实施严格的护理质量监控

护理质量管理的目标就是为患者提供零缺陷、完美的护理服务。护理部应对全院护理质量进行严格管理与控制,使之不断改进,这是以患者安全为核心、规避护理不良事件的基本保证。护理部应坚持每周不定期深入科室现场督导检查,将发现的问题反馈给当事人和护士长,并提出指导性意见,要求尽快改正,然后在下次检查中查看整改效果,达到查找隐患、及时纠偏的目的。

护理不良事件的发生率是衡量护理管理水平和护理质量的重要指标。防范护理不良事件是医院护理管理的重要内容。通过建立规范化的护理不良事件报告系统、合理分析处理护理不良事件、强化对低年资护理人员的"三基"培训、加强对患者及其家属的健康指导及实施严格的护理质量监控等措施,可以最大限度地避免护理不良事件的发生,促进护理质量的持续改进。

◆ 参考文献

［1］Crespin A. Nusing safely and competently［J］. Nurs N Z, 2017, 23（4）: 2.

［2］Durstenfeld M S, Statman S, Dikman A, et al. The swiss cheese conference: integrating and aligning quality improvement education with hospital patient safety initiative ［J］. Am J Med Qual, 2019,34（6）:590-595.

［3］Hawkins F. Human factors in aviation ［J］. Journal of Psychosomatic Research, 1979, 23（6）: 435.

［4］Inoue K,Koizumi A. Application of human reliability analysis to nursing errors in hospitals［J］. Risk Anal,2004,24（6）:1459-1473.

［5］Kagan I, Barnoy S. Organizational safety culture and medical error reporting by Israeli nurses［J］. J Nurs Scholarsh, 2013, 45（3）: 273-280.

［6］Singer SJ, Gaba DM, GeppertJJ, et al. The culture of safety:

results of an organization-wide survey in 15 california hospitals [J]. Qual saf Health Care, 2003,12(2):112-118.

[7]Tran DT,Johnson M. Classifying nursing errors in clinical management within an Australian hospital[J]. Int Nurs Rev,2010, 57(4): 454-462.

[8]Yee KC, Wong MC, Turner P. Medical error management and the role of information technology—a new approach to investigating medical handover in acute care settings [J]. Stud Health Technol Inform, 2006, 124: 679-684.

[9]安秀琴,徐建萍.基于瑞士奶酪模型对我国护理安全管理的思考[J].护理研究,2010,22:1975-1976.

[10]陈晓翠,杨文群,伍亚舟,等.危重患者非计划拔管风险因素调查问卷的设计及信效度检验[J].中国实用护理杂志,2014,33:23-26.

[11]程红萍,刘佳.阻碍护理不良事件上报的原因分析及对策[J].护理研究,2018,32(14):2294-2296.

[12]郭礼,丁娟,李亚南.住院患儿药物类不良事件人为因素的奶酪模型分析[J].全科护理,2019,1:94-96.

[13]霍然,罗捷,陈娘凛,等.SHEL模型在住院患者跌倒管理中的应用[J].护士进修杂志,2016,6:528-531.

[14]李静,孙婷,谢晖,等.246例护理不良事件原因分析及护理对策[J].护理研究,2017,31(36):4688-4691.

[15]李克佳,胡建军,于俊叶,等.SHEL模式在护理不良事件原因分析中的应用[J].护理管理杂志,2014,14(6):438-439.

[16]吕春燕,潘红英.老年血液透析患者沟通不良事件原因分析与对策[J].护理学报,2019,16(20):31-32.

[17]马俊英,王艳.杜邦安全管理理论对护理安全管理的启示[J].护士进修杂志,2011,26(24):2232-2234.

[18]毛秋云,赵伯莲,刘春玲,等.临床护士不良事件风险感知

量表的构建及信效度检验[J].中国护理管理，2016,6:759-763.

[19]彭燕,赵红,聂勋梅,等.全员参与原因分析模式在降低护理不良事件发生率中的应用效果[J].护理研究,2017,31(3):327-329.

[20]乔艳,纪成莲.根本原因分析法在护理不良事件中的应用[J].护理进理杂志,2010,10:747-748.

[21]沙花燕,杨滢,王亚东,等.护理不良事件研究进展及预防策略[J].护理研究,2018,32(10):1531-1534.

[22]施雁,阮华英,彭慧珊,等.应用6 Sigma失效模式降低静脉置管感染率[J].中华护理杂志,2006,41(10):913-915.

[23]万文洁,孙晓,施雁.护理不良事件原因分析方法的研究现状[J].中华护理杂志,2012,47(6):565-567.

[24]王非凡,谭玉华,屈红,等.12种护理核心期刊护理不良事件相关研究的文献计量学分析[J].护理研究,2018,32(5):816-818,824.

[25]王泠,安思兰.基于医院信息平台的护理不良事件数据分析与应用[J].中国护理管理,2018,18(9):1153-1156.

[26]杨励.应用"瑞士奶酪"模型对医疗安全管理的探索[J].现代医院,2016,16(2):252-254.

[27]曾建青,王玉玲,郭立双.应用鱼骨图分析护理不良事件的发生原因[J].护理研究,2015,29(36):4602-4604.

[28]张伟.护理人员对不良事件认知、态度及上报意向的调查研究[D].山东：泰山医学院,2014.DOI:10.7666/d.Y2748036.

[29]周勤,张艳,周芳.可拓学用于临床护士继续教育效果评价模型构建[J].护理学杂志,2010,25(11):40-42.

[30]周越,叶磊,田永明,等.中文版临床不良事件上报态度量表的信效度研究[J].中华护理杂志,2015,11:1396-1399.

（洪都）

第二部分

案例分析

案例1:药物渗出
——三升营养袋药物外渗

● 一、案例介绍

患者周某,女,67岁,入院诊断为呼吸衰竭、进行性延髓麻痹、大脑镰旁脑膜瘤、高血压、骨质疏松。

2017年7月25日,患者因发热、呼吸急促再次入院。

8月7日早上,医生查房评估:患者神志清,格拉斯哥评分(Glasgow Coma scale,GCS)为15分(4+5+6),重症监护疼痛观察工具(care pain observation tool,CPOT)评分为0分,气管切开,呼吸机辅助呼吸。患者体温38.7℃,脉搏123次/分,血压130/86mmHg,氧饱和度100%。呼吸运动两侧对称,呼吸音粗,未闻及干湿啰音。心律齐,心音正常,未闻及病理性杂音。腹部平软,无压痛、反跳痛,包块未及。肝脾肋下未触及,胆囊未触及。肾区无叩击痛。肌张力增高,右下肢肌力1级,余肢体肌力0级。双膝腱反射正常,巴氏征阴性。辅助检查结果如下。血常规:白细胞计数$12.3×10^9$/L,中性粒细胞分类0.836,红细胞计数$2.52×10^{12}$/L,血红蛋白75g/L,血小板计数$289×10^9$/L,超敏C反应蛋白56.14mg/L。此前医嘱给予患者肠内营养支持。患者胃液潴留严重;24小时尿量仅为950mL;全身轻度水肿。今医嘱予以暂停肠内营养(enteral nutrition,EN),给予全肠外营养(total parenteral nutrition,TPN)。3L营养袋药物包括8.5%复方氨基酸(18AA-Ⅱ)注射液500mL+5%葡萄糖注射液500mL+50%葡萄糖注射液200mL+胰岛素24U+10%氯化钾20mL+25%硫酸镁5mL+多种微量元素10mL,静脉输注。因患者病情严重,考虑可能需要长期输液,故医生计划为患者行经外周静脉穿刺中心静脉置管(peripherally inserted central catheter, PICC),但与家属谈话后家属表示拒绝。故护士予以左足背表浅静脉留置针留置,穿刺两次成功,并用输液泵以50mL/h输注3L营养袋。

8月10日,仍然在左足背静脉留置针处输注3L营养袋。21:00,在给患者翻身时,护士观察后发现患者左足背静脉留置针处皮肤完整,但略有肿胀,继续予以观察。23:28,在3L营养袋输注完毕时,发现患者左足背肿胀明显。23:55,患者左足背出现两个散在张力性水疱,大小分别约为0.3cm×0.1cm和0.1cm×0.1cm。

8月11日,水疱面积明显增大,分别约为6cm×5cm和1.5cm×0.5cm,局部皮肤呈紫红色。药物外渗严重度评估为2级。

▲ 二、原因分析

(一)护理人员因素

1. 临床经验不足,对药物外渗的判断能力差;在发现患者左足背留置针处肿胀时,未及时拔除留置针。

2. 患者为被动输液治疗,输液工具使用不当。

3. 穿刺部位选择不当。3L营养袋内包含高渗性、刺激性强的药物,未选择粗大静脉。

4. 巡视不到位。

5. 未对患者及其家属进一步开展药物外渗风险宣教。

(二)生理解剖因素

老年人血管硬化、脆性大,血流速度慢,故局部药物浓度相对高,刺激作用较强。

(三)疾病因素

患者病情加重,有感染症状,并且有低蛋白血症、全身轻度水肿及血管通透性增加。

(四)药物因素

该患者的全肠外营养为高渗性溶液,渗透压大,静脉刺激性大。

三、应急处理

1. 立即向医生及护士长汇报,上报护理不良事件。

2. 立即用5mL注射器在留置针处回抽药液,无液体抽出,予以拔除留置针。

3. 在患者左足背,24小时内予以50%硫酸镁溶液冷湿敷,使血管收缩,减少药液向周围组织扩散。

4. 48小时内抬高患肢,以利于静脉回流,促进局部外渗药液的吸收。

5. 在出现水疱且水疱面积较大(直径达1cm以上)时,应予以0.5%聚维酮碘棉签消毒后,用无菌针头在水疱边缘刺破水疱,用无菌纱布覆盖,吸干渗液后,再粘贴水凝胶片状敷料。

6. 做好交接班,观察患者局部皮肤、关节活动和患肢远端血运情况。

7. 请静脉输液专科护士会诊和负责跟踪处理。

四、整改措施

1. 慎重决定静脉治疗方案。在对病情严重、静脉条件差的患者给予全肠外营养或刺激性药物治疗时,医生、护士、营养师、患者及其家属应共同讨论,根据患者病情、药物及治疗目的选择最佳输

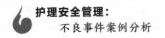

注途径和静脉治疗工具。

2. 避免机械性损伤。评估穿刺部位皮肤情况和静脉条件，在满足治疗需要的情况下尽量选择较细、较短的导管；加强规范化操作培训，提高一次性穿刺的成功率，避免反复穿刺造成血管损伤；对静脉置管困难的患者，建议应用血管可视化技术或在B超引导下置管；每次输液之前，应先冲洗血管通路装置并抽回血，确保针头在血管内才能滴入药物；根据药物性质及患者病情，按医嘱严格控制滴速。

3. 有计划地选择静脉。在输注高渗性、刺激性强的药物时，宜选择粗大静脉，由远心端向近心端穿刺。穿刺时，避免同一部位、长时间、多次穿刺。下肢静脉因静脉瓣较多，血流缓慢，易造成药物滞留，损伤血管内皮，所以对成年人应尽量避免下肢输液。

4. 监测静脉导管穿刺部位，并根据患者病情、导管类型、留置时间、并发症等因素进行评估，尽早拔除，外周留置针应在72～96小时更换。

5. 加强教育。培养护士责任心，提高输液安全意识，按规定巡视。当患者出现红、肿、热、痛等异常不适时，应立即予以处理。科室内应加强对风险意识的培训，并重视对输液相关知识的培训。

参考文献

[1]李春燕.美国 INS2016 版《输液治疗实践标准》要点解读[J].中国护理管理,2017,17(2):150-152.

[2]卢根娣,杨亚娟.静脉输液质量控制指南[M].上海:第二军医大学出版社,2015.

[3]熊艳君.静脉输液易发生纠纷的环节与管理[J].中国民康医学,2011,23(7):908.

（陈瑜、方芳）

案例2:药物渗出
——多巴胺外渗

● 一、案例介绍

患者贺某,女,80岁,主诉"反复发热、气急3天,咳嗽、咳痰1周",拟肺部感染于2016年5月30日收治入院。1个月前,患者发生胸腰椎骨折。既往有骨质疏松病史20余年,高血压病史10余年,心房颤动病史10余年。长期服用华法林、地高辛。

入院时,患者意识清晰,脉搏99次/分,呼吸20次/分,血压105/59mmHg,体温38.2℃。体质量指数(body mass index,BMI)15.62kg/m²,消瘦。营养风险筛查4分。

2016年5月28日,查胸部CT,报告示:①两肺多发斑片影,考虑肺炎,请结合临床及实验室检查,建议治疗后复查;②两侧胸腔有少量积液;③左、右心房增大,心瓣膜区多发钙化。医嘱予以Ⅱ级护理,低盐饮食。予以美罗培南抗感染,多索茶碱解痉,氨溴索化痰。并予以8.5%复方氨基酸注射液250mL、20%脂肪乳注射液250mL静脉营养支持。予以右前臂正中静脉留置针留置输液。

6月8日23:00,患者神志清,持续鼻导管吸氧5L/min,存在胸闷、气促,翻动后加重,平静休息后可稍缓解。左足背轻度凹陷性水肿。血压87/43mmHg。医嘱予以多巴胺200mg+0.9%氯化钠注射液30mL,以3mL/h静脉微泵维持,于左上肢重新静脉置管以维持静脉通路(当时处于抢救状态,情况紧急,没有条件放置中心静脉导管)。

6月9日,医生、护士与患者及其家属沟通,建议中心静脉置管,患者及其家属均不同意。

6月10日8:00,患者精神软,咳嗽、咳痰、气急较前明显加重,血压在多巴胺维持下波动于(108～110)/(62～69)mmHg。左上肢留置针回抽回血不太通畅,予以拔除。为确保患者血压的稳定,责任护士于8:10将多巴胺接至患者右前臂正中静脉留置针,见回血良好,接美罗培南及多巴胺(未见关于美罗培南和多巴胺配伍禁忌的文献报道)。多巴胺按3mL/h静脉微泵维持。9:30,美罗培南输注完毕。在更换下一袋输液时,护士发现患者右前臂留置针处发生药液外渗,出现大小12cm×9cm的肢体水肿,局部皮肤苍白无疼痛感。药物外渗严重程度评估为2级。

二、原因分析

(一)护理人员因素

1. 护士风险意识薄弱,输液工具使用不当。

2. 未对患者及其家属进一步开展药物外渗风险的宣教。

(二)患者因素

老年人由于生理、心理、行为功能减退,导致疼痛感减低,反应迟钝,皮肤松弛,静脉脆弱,这些都容易引起注射针头移位,造成静脉输液药物外渗。

(三)药物因素

1. 在多巴胺持续静脉滴入的过程中,大剂量使用(每分钟按体重大于10μg/kg)或长期小剂量使用都可直接刺激外周局部血管收缩,导致血管痉挛,引起缺血缺氧性损伤。

2. 静脉血管壁也可因缺血缺氧而导致其通透性增加,导致药液外渗。

3. 多巴胺注射液的pH值为3.0～4.5,为强酸性药物,可直接对外周血管产生酸性刺激,引起药物外渗。

(四)血管因素

该患者年龄大、病情危重、身体营养条件差、血管本身弹性差,对针管的包绕能力减弱,容易出现药液沿着穿刺针管渗漏的现象。患者右前臂正中静脉输液时间已有11天,输液时间长,液体多。长期输入氨基酸、脂肪乳等静脉刺激药物,血管内膜受损。输注过程中,反复静脉穿刺使静脉血管发生无菌性炎症,炎症过程释放一系列炎性介质(如白细胞介素-1,5-羟色胺等),这些物质可直接导致血管通透性增加而引起药物外渗。

(五)疾病因素

患者病情重,感染性休克,有心房颤动病史,长期服用华法林。华法林最常见的副作用为出血,有些患者还可能出现骨质疏松和血管钙化。

(六)技术因素

1. 护士对多巴胺等血管收缩药物的相关知识掌握不够。

2. 患者右前臂正中静脉输液已有11天,为同侧手臂长时间输液。

⬤ 三、应急处理

1. 立即向医生及护士长汇报,网络上报护理不良事件。

2. 立即在留置针处回抽药液,然后拔除留置针。

3. 在左前臂正中静脉重新留置留置针,给予羟乙基淀粉130/0.4氯化钠注射液500mL静滴补液治疗,暂停给予多巴胺,做好患者及其家属的安抚和解释工作。

4. 10：00，遵医嘱给予酚妥拉明 10mg＋0.9％氯化钠注射液 10mL 于右前臂外渗处局部封闭（见图2-2-1）。

5. 11：30，遵医嘱再次给予酚妥拉明 10mg＋0.9％氯化钠注射液 10mL 于右前臂外渗处局部封闭（见图2-2-2）。

6. 做好交接班，观察患者外渗处皮肤色泽的变化。

7. 再次向患者及其家属宣教。在患者及其家属知情同意后，医生予以右颈内静脉置管，给予多巴胺 3mL/h，静脉微泵维持。

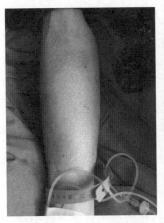 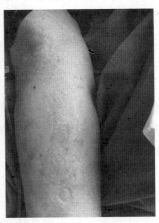

图2-2-1　第1次局部封闭　　图2-2-2　第2次局部封闭

四、转　归

6月11日，患者右前臂外渗部位水肿基本消退，皮肤无发红、无疼痛感。

五、整改措施

1. 护理组长定期以业务学习及讨论的形式组织护理人员学习

多巴胺等血管收缩药物的相关知识，包括药物种类、药理、用药禁忌和可能出现的不良反应。定期组织培训及考核护理人员对血管收缩药物应用的操作流程、观察注意事项、对不良反应的规范处理等。

2. 在输注多巴胺等血管收缩药物时，向患者及其家属充分告知药物外渗的可能。按照我国《静脉治疗护理技术操作规范（WS/T433-2013）》，对于腐蚀性药物，建议用中心静脉置管。如患者需长期大剂量、高浓度输注血管活性药物，应与医生、患者及其家属商量后尽量采用深静脉置管，以保证用药安全。深静脉置管的静脉血管粗、血管壁厚、血流量大、流速快，药物容易被冲淡。PICC具有创伤性小、操作便捷、保留时间长和并发症少的特点，特别适用于血管活性药物的输注。

3. 对拒绝使用PICC的患者，选择浅静脉留置针穿刺。穿刺前，告知患者及其家属浅静脉留置的缺点和注意事项。穿刺时，避开关节、血管交叉处。穿刺选择前臂较粗大的静脉，避免选用腕部掌侧、手背及足背等处。尽量不用下肢静脉，因下肢静脉的静脉瓣较多，血流缓慢，易造成药物滞留，损伤血管内皮。在同一静脉尽量避免多次穿刺、反复穿刺，力求做到"一针见血"。在持续输入多巴胺时，应用留置针建立两条静脉通道，将血管收缩药物与静脉补液通路分开输注。多巴胺不得与碱性液体在同一静脉输注。应定期更换穿刺部位，留置针留置时间不得多于72小时。

4. 在PICC应用过程中，应加强巡视。每次巡视应检查静脉通道是否通畅，接头有无分离、脱落，及管道有无折叠的情况，确保输液通路通畅。告知患者及其家属在改变体位时动作要缓慢，注意保护好穿刺部位，随时观察穿刺部位有无肿胀。在静脉推注给药时，每注射3mL应回抽一次，以检查有无回血，以尽早发现所发生的药物外渗。

5. 在输注多巴胺等血管收缩药物时，需监测血压，而反复测量血压易导致回血而堵管，所以不宜在注射血管收缩药物的肢体测量

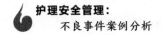

血压。

6. 静脉炎的主要表现是穿刺部位皮肤发红、硬结、疼痛，并沿血管方向走行，严重时出现坏死、溃烂。在药物输注过程中，当发现静脉渗漏时应立即停止输液，更换注射部位。有研究表明，在发现多巴胺药物外渗时，早期应用酚妥拉明稀释液的局部封闭效果佳，还可选用新鲜薄马铃薯片外敷。

7. 患者宣教。

（1）嘱患者在输注多巴胺等血管收缩药物时，尽量减少活动，以免留置针移位而造成药物外渗。

（2）询问患者输注药物时的感觉，并指导患者及其家属自我观察输注过程中有无注射部位疼痛、肿胀感，如有上述感觉应立即向护士汇报，以便尽早发现药物外渗的情况。

（3）护士操作时，应让患者穿着宽松衣物，避免衣袖过紧，叮嘱患者在输注药物时避免输液的肢体被压迫，以免影响血液回流，造成药物外渗。

8. 护士每班须详细记录输注多巴胺等血管收缩药物患者的治疗情况，并进行床旁交班。

9. 建议相关职能部门出台相应制度，明确规定在长时间（3～7天）应用刺激性药物、化疗药物及血管活性药物时应采取深静脉置管，并书面告知患者及其家属，以有效避免药物外渗的发生。

● 参考文献

[1]柴士花,王莉娟,邱明月. 95%酒精联合黄连膏湿敷治疗多巴胺外渗护理观察[J].中医临床研究,2017,9(17):124-126.

[2]陈莹莹.集束化管理在预防血管活性药物外渗中的应用[J].医学美学美容,2018,27(9):76.

[3]高红.多巴胺外渗的原因及处理[J].医学美学美容(中旬

刊),2015,24(6):224.

[4]胡静,张红.多巴胺致组织损伤早期处理方法的实验研究[J].护理研究,2001,15(4):200-201.

[5]吉海燕.心力衰竭患者应用血管活性药物不安全因素与护理对策[J].齐鲁护理杂志,2015,21(15):55-57.

[6]李美菊.浅谈静脉滴注多巴胺外渗的护理体会[J].医药前沿,2014,9(13):289.

[7]肖淑梅.静脉滴注盐酸多巴胺外渗后的护理[J].吉林医学,2013,34(31):6605-6606.

[8]肖文娟.心内科血管活性药物临床应用的护理分析[J].中国医药科学,2017,7(7):84-86,111.

[9]徐建美.1例静脉输注多巴胺外渗患者的护理体会[J].泰山医学院学报,2016,37(5):589-591.

[10]姚云超,沈丽红,贾莹.临床多巴胺外渗的观察与护理[J].当代护士(专科版),2013,26(6):141-142.

（蒋晔、阮琳艳）

案例3：给药错误
——肠内营养液误入静脉导管

一、案例介绍

患者徐某，男，62岁，入院诊断为胃癌、高血压病。

2016年12月2日，患者因上腹部饱胀不适3个月而就诊，胃镜病理示胃窦部腺癌，入院接受手术治疗。

在完善相关检查后，于同年12月7日行"腹腔镜探查＋开放胃癌根治术（全胃切除＋D2淋巴结清扫＋Roux-en-Y吻合）"。术后诊断：①胃恶性肿瘤；②高血压。术后留置右颈内深静脉导管，置入深度13cm；鼻肠管1根，置入深度80cm；两根腹腔引流管；留置导尿管。术后医嘱予以Ⅰ级护理，禁食，吸氧，心电监护及血氧饱和度监测，并予以护胃、护肝、抗感染、肠外营养等对症支持治疗。

术后第3天，开始行肠内营养支持治疗。予以0.9%氯化钠注射液250mL，将其接普通输液器，经输液加温器加温后从鼻肠管内缓慢滴入，持续8h滴完，无腹痛、腹胀不适。

术后第4天，医嘱予以瑞素营养液250mL＋0.9%氯化钠注射液250mL混合鼻饲。辅助班护士将营养液按比例混合配置在静脉3L袋内，并将输液卡片贴在3L袋上，输液卡片上的信息包括床号、姓名、住院号、出生年月日、营养液名称、给药途径及执行频率。后将配置好的营养液放置在患者化药台面备用。数分钟后，当事护士因患者液体输注结束呼叫，从化药室拿了准备好的肠内营养液3L袋，只核对了床号、姓名就错接到了右颈内深静脉导管。缓慢滴注约5min（输注量约为7mL）后，患者随即出现寒战、发抖、呼吸急促，心电监护显示脉搏105～122次/分，血压100/56mmHg，呼吸25次/分，血氧饱和度在85%～91%。

二、应急处理

1. 立即呼叫，向医生汇报，配合抢救。

2. 立即停止输注，回抽导管内的营养液和部分回血。

3. 面罩吸氧8L/min，给予甲强龙40mg静脉注射，请ICU医生会诊。

4. 考虑肺栓塞（肠内营养液注入性），立即行气管插管，接呼吸机辅助呼吸，待患者生命体征稳定后转入ICU。

5. 记录事件经过，做好抢救记录，向护士长、科主任汇报，上报不良事件。

6. 科主任组织全科讨论如何整改此类差错，禁止再次发生。

三、原因分析

(一)护士因素

1. 未严格执行用药查对制度，用药途径错误。

2. 新护士临床经验不足，缺乏肠内营养使用相关防范的知识。

3. 护士对护理风险的评估意识和法律意识薄弱。

4. 责任护士对患者肠内营养知识宣教不到位。

(二)管理因素

1. 新护士岗前培训不到位、考核制度不严谨。

2. 科内未做导管风险评估培训。

3. 没有制定肠内营养治疗标准化操作流程。

(三)设备因素

1. 缺乏专用肠内营养袋和肠内营养输注管路。
2. 缺乏"肠内营养"字样的醒目标识。
3. 缺乏对不同管路标识的区分,以区分静脉给药和肠内给药。
4. 没有备足肠内营养泵。

● 四、整改措施

(一)设备整改

1. 领用肠内营养液专用喂食袋,将人工配置的混合营养液加入喂食袋内,替代原先的静脉3L袋,避免因外包装相似而引起此类错误的发生(见图2-3-1)。

2. 配备专用肠内营养注射泵及输液器。输液器颜色醒目,与普通药物输液器不同,且头端设计与静脉置管的输液接头不匹配,有效避免错位(见图2-3-2～图2-3-4)。

3. 配备标记有"肠内营养"的专用标识,并置于输液杆上,用于区分静脉杆(见图2-3-5)。

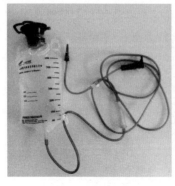

图2-3-1 喂食袋

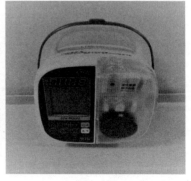

图2-3-2 营养泵

4. 配备标记有"禁止静脉输注"的粘贴纸，并贴于肠内营养液袋上，起到警示作用（见图2-3-6）。

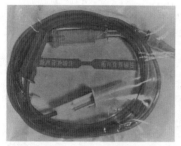

图2-3-3　肠内营养输液管

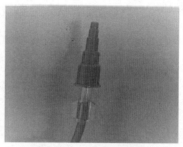

图2-3-4　输液管头端设计

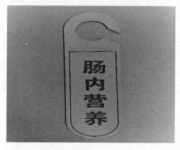

图2-3-5　肠内营养标识图

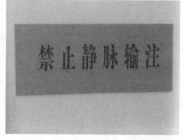

图2-3-6　"禁止静脉输注"的粘贴纸

5. 统一规定，若患者静脉输液与肠内营养治疗需要同时进行，则必须区分不同输液杆，并将输液杆分别置于患者左右两侧，右侧输液杆用于静脉输液，左侧输液杆挂"肠内营养"专用标识。

（二）加强管理

1. 科内制定肠内营养给药操作标准化流程，全体护士学习肠内营养治疗相关知识。尤其对低年资及新上岗的护士必须加强培训，且要求考核100%过关。

2. 对于患者的各种管道，经管护士应在第一时间内做出明确的标识，包括名称、刻度、置管时间，并班班交接，查漏补缺。

3. 加强责任意识，严格执行查对制度，按护理级别巡视，发现问题及时处理，尤其在夜值期间。

4. 加强护理人员对护理风险的预防评估能力和法律意识；对患者及其家属提出疑问的护理操作，须在重新核查后执行。

5. 有效落实健康宣教，向患者及其家属详细说明各个管路的作用和重要性，及肠内、肠外营养治疗的方式和区别等。

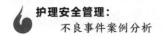 参考文献

[1]曹一波，马晶，侯英卜，等.肠内营养液错位输入静脉1例[J].中国现代医药杂志，2013，15(1):96-97.

[2]杜玉萍.胃管错位误将肠内营养液注入锁骨下静脉1例[J].肠外与肠内营养，2013，20(4):249-250.

[3]武秀连.ICU危重症患者为防止肠内营养制剂错位输入静脉的防范措施及护理[J].特别健康，2017，7(19):134.

[4]谢小晴，李考思，王丽.不同颜色巡视卡的使用在临床安全管理中的应用[J].养生保健指南，2016，(28):45.

（傅晓君、何雁飞）

案例4：给药错误
——雾化药物错给静脉

● 一、案例介绍

患者刘某,女,65岁,右膝关节疼痛2年,加重2个月,外院磁共振示右膝关节外侧半月板退变、右膝关节积液。2017年3月8日,为进一步治疗入院。入院诊断右膝骨性关节炎。文化程度为文盲。无既往史,无过敏史,无手术史,无家族史。入院后查体示神志清,情绪平稳,右膝关节肿大,关节间隙及周围明显压痛,活动受限,右下肢趾端血运、活动好,自诉右膝部活动性钝痛,NRS评分为2分。入院后完善各项检查。

2018年3月9日,患者在腰麻下行右侧人工膝关节表面置换术,术中经过顺利,术后腰麻后常规禁食、禁饮6h,带回切口引流管一根,右膝部切口敷料干燥,右下肢弹力绷带下趾端血运、活动感觉好,右膝部持续性酸胀痛,NRS评分为3分。术后医嘱使用帕瑞昔布40mg(iv,q12h)止痛对症治疗。3月14日20:00,前夜班护士将所有患者的静脉滴注、静脉推注、雾化药剂按药单分别抽取在注射器中,放在推车治疗盘中准备带到病房逐一完成静脉输液及治疗。来到刘某病床旁准备完成帕瑞昔布静脉推注,但护士在核对完姓名及出生年月日,并用掌上电脑(Personal Digital Assistant,PDA)完成扫描确认后,将准备给刘某静推的帕瑞昔布又放回治疗盘,进行输液前留置针冲管,冲管后将原本准备静推的帕瑞昔布错拿成了另一位患者的雾化剂并进行了静脉推注。雾化剂成分为异丙托溴铵0.5mg和布地奈德混悬液1mg。静推时间为1min。

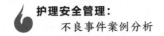

二、原因分析

1. 将所有患者的静脉滴注、静脉推注、雾化药剂分别抽取在注射器中，虽注射器上分别粘有药单，但外观相似，极易混淆。

2. 将不同用药方法、不同药物、不同患者的药剂统一放在推车治疗盘中，存在错拿的隐患。

3. 虽然在静脉推注前有进行查对，但在静脉推注操作中未再次进行查对，未遵守静脉注射前三查七对的护理操作规程。

4. 将核对过的针剂放回有其他针剂的治疗盘中，直接导致混淆错拿。

三、应急处理

在完成静脉推注后，前夜班护士马上发现用药错误，遂立即询问患者有无不适，患者回答无不适，但发现患者面色潮红，测量生命体征：血压 156/80mmHg，脉搏 114 次/分，呼吸 19 次/分，氧饱和度 94%，体温 37.5℃。立即向医生汇报。予以地塞米松磷酸钠 5mg，立即静脉推注，嘱多饮开水以促进排泄。安慰患者，向护士长汇报。15min 后，复测生命体征：血压 152/79mmHg，心率 105 次/分，呼吸 29 次/分，氧饱和度 96%，体温 37.4℃，患者未诉不适。23：00，患者面色潮红较前减退，血压 142/79mmHg，心率 89 次/分，呼吸 19 次/分，氧饱和度 96%，患者未诉不适。

四、整改措施

1. 组织培训护理查对制度。服药、注射、输液等给药执行三查七对。三查：操作前查，操作中查，操作后查。七对：对姓名、床号、药名、剂量、浓度、时间和方法。

2. 规定白天将医嘱提交至静脉用药调配中心(简称静配中心),由静配中心统一配置,发放至病房,减少护士调配与核对错误。

3. 规定静脉滴注、静脉推注、雾化等无法由静配中心统一配置的药物要单剂量放置,不能将不同给药途径、不同患者的不同药物放在同一个治疗盘中,尤其是外观相似、容易混淆的已抽取好的药液。每个治疗盘内只能放置一位患者的药液,并且不同给药途径的药物不能同时操作。

4. 已抽取好的药液要保证标识清晰,患者和药物的信息完整,以便辨认。

5. 服药、注射、输液的三次核查环节除人工核对外,还需要认真使用 PDA 智能扫描,保障核对的准确性。如遇 PDA 扫描提示错误及缺陷,应及时向相关部门反映,杜绝用药错误再次发生。

6. 质控护士应选择在前夜输液时间段内对科内每位护士的用药核查情况进行检查,并将检查结果反馈给护士长。护士长针对科内存在错误及缺陷的情况再次整改。

7. 护士长做好护理人力的科学配置,运用弹性排班,保证合理的工作节奏,减少护士操作被打断的情况,防止给药错误的发生。

8. 借鉴其他科室案例,加强护理人员的安全意识,尤其对入职 5 年内的低年资护士。将院内护理部组织的不良事件分享课程作为科内护士每年的必修课。将他人的错误变成自身的经验,不断累积,培养工作责任心。

9. 遵循医院"无惩罚"的不良事件上报制度,即不以当事人为惩罚对象,通过系统上报事件过程,分析事件发生的关键环节,找出原因,侧重建立及修订导致该不良事件发生的管理环节、工作流程和制度,保护当事人,避免其遭受二次伤害,提高临床护理的安全系数。

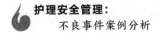 参考文献

[1]董迪,宋菲,陈宁,等.风险管理分析方法在医疗机构用药错误防范中的应用及实践[J].中国药师,2017,20(12):2238-2241.

[2]宁红,王宇,李攀.根本原因分析法在绵阳市某三级医院用药错误研究中的应用[J].医学与社会,2017,30(7):52-54.

[3]朱泽琴,张晓红.从环节质量管理角度分析护理用药错误100起[J].护理研究,2017,31(16):2045-2047.

（徐敏、胡树红、叶柯芬）

案例5:给药错误

——口服药错给

💧 一、案例介绍

2018年3月20晚,前夜班护士(低年资)发放8pm口服药时,推口服药车至5—6床病房门口,手里拿着5床患者的口服药准备进病房发药。此时,8床患者家属来询问第2日订餐方面的问题,护士在回答完问题后,误将5床患者的阿托伐他汀钙片放于6床患者床头柜。当时,6床患者外出检查,故未进行身份核对,也未用PDA扫码确认。6床患者检查返回病房,看到床头柜有口服药,认为是自己的药物,故将床头柜上原应给5床患者的阿托伐他汀钙片含进嘴里,欲服用。此时,5床患者发现未拿到8pm口服药而6床患者有口服药,就产生疑问,说会不会搞错了。6床患者查看口服药袋子,发现上面写的是5床患者的名字,于是把口中的药吐出,未服下,并呼叫护士。当班护士立即赶至病房,并向医生汇报,向患者诚恳道歉,安慰疏导,无不良后果发生。

💧 二、原因分析

(一)人员因素

1. 值班护士违反操作规程,没有执行三查七对制度,没有使用PDA扫码,失去了阻止不良事件发生的最后一道屏障。

2. 由于部分患者餐后活动或外出检查等,因此未在病房的人数较多,而值班护士急于完成发药工作,未核对患者的身份,直接把

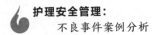

药放在患者床头柜上。

3. 低年资护士对护理工作的风险隐患认知不足,缺乏经验。

4. 护士在给药阶段受到干扰,间接导致给药错误的发生。

(二)管理因素

1. 科室没有落实不在病房患者口服药发放的详细流程。

2. 科室内风险管理培训欠缺,致使低年资护士风险意识薄弱。

3. 护士长对PDA使用的监督力度不够,科室内护士PDA使用不规范,没有做到及时扫码。

三、应急处理

1. 当班护士应立即向值班医生汇报,并向患者诚恳致歉,做好患者的心理安慰及疏导工作,争取得到谅解。

2. 向护士长汇报,详细叙述事件发生的过程,做好护理不良事件上报工作。

3. 与后夜班护士做好交接班,注意患者及其家属的情绪反应,避免护理纠纷的发生。

四、整改措施

1. 强调遵守给药流程的重要性,加强综合业务素质,提高评估与沟通技巧,减少给药错误的发生。

2. 护士长从组织上重视人员配置的改善,加大人力资源配备,同时改革护理排班模式,实行弹性排班,按患者所需安排人力资源,降低护理风险。

3. 在医生开出给药医嘱后,护士应向患者及其家属做好药物宣教,告知具体给药时间、频次及注意事项,尽量确保患者了解自身的药物服用时间,并且在给药时间段不随意离开病房。科室规定当患者不在病房时,一律不能将药物放在床头柜上,应设计并制作温馨提示牌(见图2-5-1)。对于未在病房的患者,在发放口服药时把提示牌放于病床餐板上,提醒患者或其家属在返回病房后凭牌取药。

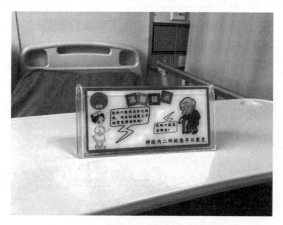

图2-5-1　将温馨提示牌放置于餐板上

4. 对于未发放的口服药,科室定位放置,放置处贴有醒目标识,各班护士间及时做好交接班。

5. 加强巡视。责任护士对有提示牌警示的未发口服药患者做好记录,待患者返回病房后及时发药,并取回提示牌。

6. 针对不同年资的护士,应采取不同的培训方案。认真学习查对制度,给药前使用PDA扫码+询问患者信息的两种核对方式,严格按照查对制度规范操作。

7. 护士长不定期检查PDA医嘱执行情况,及未在病房患者的口服药是否按照流程给药。对于给药错误的护士,加强给药操作流程的培训,并与其护理绩效考核挂钩。

8. 病房每月开展护理不良事件、风险管理案例分享,对存在的问题进行讨论、分析,提出自己的见解。护士长针对问题进行提问,

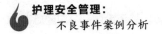
最后予以总结和指导,增强人员安全隐患意识。

参考文献

[1]蒋银芬,杨如美,佟伟军,等. 229起护士给药错误分析及对策[J].中华护理杂志,2011,46(1):62-64.

[2]肖爱华,杨文红,田凤美.关键流程结合案例情景模拟安全教育对降低内科给药错误的效果评价[J].中国实用护理杂志,2014,30(3):66-67.

[3]袁为群.护士给药错误原因分析及对策[J].护理实践与研究,2014,11(3):133-134.

（王淑媛、王丽萍）

案例6：给药错误
——未按医嘱执行用药

🔵 一、案例介绍

患者周某，男，62岁，因"胃癌术后2年余，恶心、呕吐伴嗳气1个月"，门诊拟"胃恶性肿瘤"收住入院。查体示全腹软，无压痛、无反跳痛、无肌紧张。患者入院时神志清，情绪稳定，自理能力评定结果为无须依赖，呼吸平稳（呼吸约19次/分），偶有恶心、呕吐，呕吐物为少量胃内容物。7月29日9:00，医嘱予以0.9%氯化钠溶液30mL＋头孢米诺2g，微泵静推，每12小时一次。责班护士按医嘱予以头孢米诺皮试，皮试结果为阳性，护士向医生反馈结果。该患者6月9日入院时，头孢米诺皮试为阴性，且已用过该药，医嘱予再次头孢米诺皮试，结果仍为阳性，护士再次告知医生，并直接将7月29日8pm及7月30日8am的头孢米诺组输液卡拿掉（因皮试需要，长期医嘱已执行，输液卡已成批打印出来）。医嘱予以青霉素类药物以替换头孢米诺，但未下医嘱停用头孢米诺组输液。责班护士对患者进行青霉素皮试，结果阴性后按医嘱执行，并口头告知主班护士医嘱已处理完毕。主班护士未确认头孢米诺医嘱是否已停用，导致责班打印并查装了7月30日8pm及7月31日8Am的头孢米诺输液卡。7月30日，前夜班护士按医嘱执行给药，给患者输注头孢米诺。7月31日上午，在核对大输液时，责班护士发现该患者有两份抗生素，遂提出疑问，发现头孢米诺组药物为前两日皮试阳性后取消的用药，但医嘱未停。当时，患者输注头孢米诺后暂未出现明显不良反应。

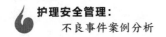 二、原因分析

1. 护士未严格落实查对制度，安全意识淡薄，违反操作规程，在输液过程中也未实施三查七对，凭主观印象执行操作。

2. 护士交接班有遗漏。交接形式局限于口头交接，而无书面交接，容易造成操作思维上的错误记忆。

3. 在实际临床护理工作中，双人核对流于形式。

4. 低年资护士专业能力不够扎实，经验不够丰富，正处于理论知识与实践能力的磨合期，在操作过程中容易出现一些问题，安全意识不够强，无法有效处理一些问题和做出一些判断，从而导致给药错误等事故的发生。

5. 由于护理人员的编制不充足，护理人员人均分管的患者较多，导致护理人员的工作压力较大，无法有效地把握所有的工作。在长期繁忙的工作中，护士长期处于疲劳状态，在实际工作中有可能省略步骤、走捷径，导致工作流程偏离工作标准，最终导致医嘱执行错误的概率增加。

6. 医护人员之间缺少有效的沟通。

7. 医生临床经验不足，医嘱开具不合格。

8. 医生编制不足，工作量大，压力大，容易出现错误医嘱。

9. 由于医院环境嘈杂，时常会出现突发情况，工作或操作容易频繁被打断，造成护理工作不连贯，导致护士在工作时无法集中精力。

10. 信息系统未完善。长期以来，护理人员在进行医疗信息核对或执行医嘱等临床工作时采取传统口头核对、手工抄写等方式，这种模式存在一定的安全隐患和弊端。

对给药错误的原因分析可见图 2-6-1。

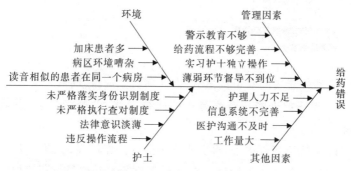

图2-6-1 给药错误的原因分析

三、应急处理

用药错误应急处理流程见图2-6-2。

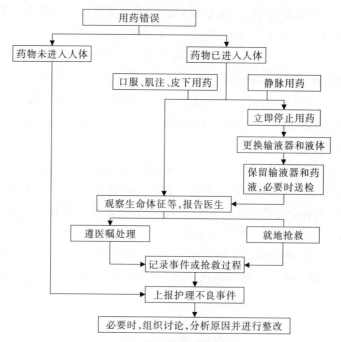

图2-6-2 用药错误应急处理流程

♦ 四、整改措施

1. 暂停患者的双份抗生素，立即向医生汇报，确认有效医嘱。

2. 责任护士密切观察患者的病情变化，做好交接班，并做好记录。

3. 反馈给当班护士，再次明确用药的操作流程，引以为鉴。

4. 严格落实查对制度。查对制度执行不到位是给药错误的主要原因。认真执行三查七对制度是杜绝各类给药错误的关键。护士是患者用药安全的最后把关者，除了必须具有慎独精神和安全意识外，还要切实有效地执行查对制度。

5. 严格执行医嘱双人核对制度。

6. 联系信息科，提议在碰到患者未做皮试或皮试阳性的情况时，系统有警告提示或直接无法递交医嘱。

7. 完善皮试管理系统，电脑中设置单独提交皮试所需用药。在确认皮试结果为阴性后，再发药。

8. 加强医护沟通，准确执行医嘱。在医生开出医嘱后，处理医嘱的护士必须要严格把关，若发现问题，必须及时与医生沟通，保证医嘱的准确性。

9. 完善人力资源配置。根据病房工作量可实行弹性排班，加强特殊时间段和薄弱时间段的护理人力资源配置；让护士们精力充沛，全心投入工作，提高工作效率，从而降低发生护理不良事件的风险。

10. 强化对护理人员的个人管理，提高护理人员的安全意识，培养良好个性和保持健康的心态，加强护理人员用药知识的培训，提高护理人员专业水平。

11. 建立护理不良事件上报制度，加强安全管理。建立无惩罚管理机制，鼓励护士主动报告护理不良事件；追踪并分析原因，预防护理差错的再次发生,促进护理安全。

12. 改善工作环境设施和氛围。

13. 全院临床护理单元采用PDA对给药的各个环节(核对、加药、执行及结束)进行扫描确认。PDA在临床上的应用与推广,有效地提高了临床护理质量,有效防止给药错误的发生,并推进医院信息化建设的进程。

14. 向护士长汇报,上报护理不良事件。

15. 科室组织学习相应规章制度,规范操作流程。

● 参考文献

[1]陈莉,管玉梅,董丽蓉,等.38起给药错误的原因分析及对策[J].中国实用护理杂志,2014,30(20):71-73.

[2]陈辛华,虞志艳,陈香.系统环节质量持续改进在降低给药错误中的应用观察[J].医学信息,2017,30(26):159-161.

[3]管玉梅,陶艳玲,陈娟慧,等.护理人员给药错误报告障碍现状及其个人因素分析[J].护理研究,2016,30(12):1437-1441.

[4]李毓芹,滕英,林惊世.给药错误90例患者原因分析及对策[J].现代实用医学,2016,28(5):685-686.

[5]王加凤,顾志娥.终端掌控电脑在防控给药错误中的应用[J].护理实践与研究,2014,11(10):131-132.

[6]温建军,林建美.低年资护士给药错误特征性分析及管理对策[J].实用临床护理学电子杂志,2017,2(45):185,188.

[7]谢军娇,王素芬.探讨5年内低年资护士给药错误的原因及其改进[J].中西医结合心血管病电子杂志,2017,5(12):62-63.

[8]张婷婷,杨晓莉.护士给药错误相关因素研究进展[J].齐鲁护理杂志,2015,(20):50-52.

[9]钟竹青,段应龙,沈志莹,等.护理给药错误事件156例分析

[J].解放军护理杂志,2017,34(19):53-56,60.

[10]朱泽琴,张晓红.从环节质量管理角度分析护理用药错误100起[J].护理研究,2017,31(16):2045-2047.

（胡静娜、袁玲玲）

案例7：给药错误

——注射胰岛素品种错误

● 一、案例介绍

患者陈某,男性,57岁。诊断:①右下肢深静脉血栓形成;②肺癌;③糖尿病。11:00,中午值班责3护士与责4护士交班,该患者餐前胰岛素未注射。11:25,患者呼叫护士注射餐前胰岛素。护士核对相关医嘱后(赖脯胰岛素中午6U),拿了胰岛素去给患者注射,她核对了患者姓名、出生年月,但未再次核对胰岛素名称,注射完后发现注射的是睡前长效胰岛素——长秀霖重组甘精胰岛素。

● 二、原因分析

1. 护士未严格执行三查七对,未认真核对胰岛素名称。

2. 长秀霖重组甘精胰岛素笔和赖脯胰岛素笔相似,护士未认真辨别。

3. 发生时间临近交班,护士工作忙乱。

4. 未打印药品卡片,未使用PDA扫描。

5. 长秀霖重组甘精胰岛素在科室内使用较少,科室内未组织过培训。胰岛素笔外壳标签字体较小,睡前跟餐前无明显区分标识。科室内所有胰岛素笔都放置在同一个盒子里,杂乱,容易混淆。

6. 护士第1天负责该患者,未全面了解该患者病情及用药情况。

♦ 三、应急处理

1. 立即向护士长、经管医生汇报，网络上报护理不良事件。

2. 加强患者血糖监测，防止低血糖的发生。

3. 做好患者及其家属的安抚工作。护士在事件处理过程中，应做好患者心理护理，减轻患者及其家属的恐惧、不安情绪，取得患者的合作。

♦ 四、整改措施

1. 严格执行给药查对制度，规范给药核对行为，临床护士严格遵守三查七对操作规程，不能流于形式。

2. 科室内配备多个放置胰岛素的盒子，将日间与夜间的胰岛素分开放置（见图2-7-1），每个患者的胰岛素应单独放在一个格子内（见图2-7-2），避免给药时拿错药物。日间使用的胰岛素在胰岛素笔上粘贴太阳标识，夜间使用的胰岛素在胰岛素笔上粘贴月亮标识（见图2-7-3）。

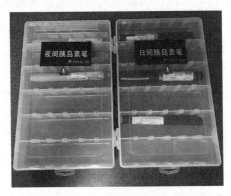

图2-7-1　将日间与夜间的胰岛素分开放置

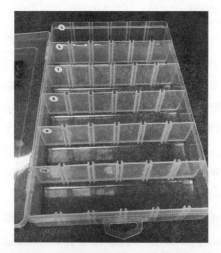

图2-7-2 每个患者的胰岛素单独放一个格子

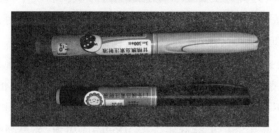

图2-7-3 在胰岛素笔上贴醒目标识

3. 给药过程中注意倾听患者意见,一旦患者对所给药物提出疑问,就应认真澄清患者的疑问,这也是有效预防用药差错的一项重要措施。

4. 加强护士责任心,要重视对年轻护士的教育。我们的每一项操作都与患者的治疗效果息息相关,甚至会影响患者的生命,要时刻把以患者为中心作为行为准则,严格执行三查七对制度,并且认真落实到每一次操作中,一旦发现给药错误,就应采取积极的补救措施。

5. 要求每名护士收集、整理科室常规药品说明书,掌握药物的药理作用、适应证、注意事项及不良反应,避免由于护士专业知识的缺乏而在实际工作中做出自认为正确的判断和处理。

6. 制定护理工作流程,针对科室出现的问题,认真查找原因,制定各班次护理操作流程,如执行医嘱流程、查对医嘱流程等,并严格执行。工作流程的设置,使护士分工明确,责任到人,各项护理工作安排合理,对低年资护士起到了指导作用,避免工作繁忙导致的工作疏忽、遗漏;提高护士的工作效率及工作质量,避免护士个人水平和能力不足等问题导致的护理缺陷甚至护理差错的发生,确保患者的用药安全。

7. 加强学习,提高护士的业务素质。护理工作具有很强的独立性,需要具备一定的理论知识和操作技能,要加强专科理论知识和技术培训。新护士要由有经验的老师带教。新护士待具备独立操作能力后方可上岗。日常通过业务小讲课、护理查房等形式强化护理人员理论学习,逐步提高其专业技术水平。

8. 加强对护理工作高危时段的管理。护理缺陷的高发时段有夜间、中午、双休日、节假日及患者较多时,或护士工作繁忙、考试频繁、情绪不稳定时。因此,护士长要通过合理排班、弹性排班,做到新老搭配;高年资护士与低年资护士搭配;节假日、双休日指派责任心强、工作经验丰富的高年资护士全面负责,以应对科室突发状况,确保护理安全。

9. 若发生错误,应及时上报,不能隐瞒事实。护士长应告知科内护士上报给药错误的重要性,以及差错不报或少报可能造成的危害,鼓励护士积极、及早上报给药错误,将差错的危害降到最低限度。科会或早会上组织全科护士认真分析给药错误发生的原因,从中吸取教训,并提出相应的改进措施,防止类似差错再次发生。

10. 加强对患者及其陪护的用药安全教育,为患者把好关。错误用药可能给患者造成不良或严重后果,甚至造成患者死亡。因此,教会患者正确用药、详细交代药物的用法等至关重要,尤其对老年患者,讲解要尽量做到通俗易懂。

11. 网络上报护理不良事件,不断总结经验,分享错误经验,定期对发生的给药错误事件进行讲评,以提高护理人员主动防范风险的能力。

⬥ 参考文献

[1]陈春霞.住院患者常见给药错误的原因分析及防范对策[J].中国实用医药,2013,8(12):224-225.

[2]蒋银芬,杨如美,佟伟军,等.229起护士给药错误分析及对策[J].中华护理杂志,2011,46(1):62-64.

[3]金萍,蔡惠芳,童利珍.低年资护士发生给药错误47起的特征分析及对策[J].护理与康复,2013,12(5):458-460.

[4]刘跃英.护理不良事件原因分析及防范对策[J].当代护士(下旬刊),2015,(4):190-191.

[5]王翠琴,陈春燕,刘付丽玉,等.住院患者护理不良事件发生的原因分析与对策[J].当代护士(中旬刊),2016,(1):83-85.

[6]王巧倩,张文光.26例给药不良结局护理中断事件分析与对策[J].护理研究,2018,32(22):3640-3643.

[7]韦利玲,谭碧海,吴世芳,等.脱水剂甘露醇静脉给药错误原因分析与对策[J].当代医学,2018,24,(4):149-151.

[8]周月华,王青云,林丽华.临床给药错误特性分析及安全管理对策[J].中华现代护理杂志,2014,20(7):839-843.

(崔燕娜)

案例8：给药错误
——静脉用药错给腹腔

一、案例介绍

患者诸某，女，66岁，入院诊断：胃恶性肿瘤。2017年12月2日，患者因腹腔镜胃癌根治术后2个月余，拟行第2次腹腔灌注化疗入院。在完善相关检查后，患者于次日上午在B超引导下行腹腔引流管置入术，置入Allow中心静脉导管（抗感染型中心静脉导管）1根，深度10cm。同日下午，行腹腔灌注化疗，方案为0.9%氯化钠溶液500mL＋紫杉醇30mg腹腔灌注。化疗结束后，医生停止腹腔灌注，正压封管后肝素帽直接封闭腹腔Allow中心静脉导管。至17：30，患者诉乏力、食欲缺乏，医嘱予以脂肪乳氨基酸葡萄糖注射液1440mL，临时静脉滴注。夜间值班护士执行医嘱，在查对药物、身份无误后，询问患者是否留有静脉留置针，患者家属立即指向腹腔置管并告知之前的药物从该导管内输注。前夜值班护士未仔细查看导管具体穿刺位置，也没有关注有无导管标识，将腹腔引流管误认为是股静脉导管，便直接开始输注。至凌晨1：50，患者输液结束，后夜班值班护士封管时发现液体已全部进入腹腔，询问患者并无腹痛、腹胀等不适。

二、应急处理

1. 立即向值班医生汇报，查看患者情况，并向科主任、护士长汇报事件发生经过。

2. 立即更换管径较粗的腹腔引流管接袋引流。嘱患者左右侧卧更换体位，观察引流液的量、色、性状。

3. 告知患者及家属，并予以安慰，监测患者生命体征，观察腹部症状。

4. 床边备负压吸引器，必要时行腹腔引流管持续负压吸引。

5. 做好护理记录及事件处理经过记录，上报护理不良事件。

6. 科主任组织全科讨论，寻找改进措施，防患于未然。

◉ 三、原因分析

(一)护士因素

1. 严重违反查对制度，未确认正确的给药途径导致给药错误。

2. 未按静脉给药流程操作。管路连接后，未及时抽回血确定导管是否在静脉内。

3. 新护士工作经验不足，未仔细查看和区分腹腔引流管和股静脉导管。

4. 违反交接班制度，交接班时未交接清楚患者各导管放置的位置和作用。

5. 违反分级护理巡视制度。值班护士未严格巡视病房、仔细查看患者用药情况。

6. 责任护士未第一时间做明确的导管标识。

7. 责任护士对患者及其看护人员导管知识宣教不到位。

8. 护士责任意识不强、风险认知不够、法律意识薄弱。

(二)管理因素

1. 新护士专科知识岗前培训有限，对科内常见管路不熟悉。

2. 科内未开展导管风险评估的培训。

3. 科内未制定腹腔灌注化疗导管与深静脉置管的不同固定方

式,导致两者容易混淆。

4. 科内未统一管路标识的粘贴时机。

(三)设备因素

1. Allow中心静脉导管因其管径细小,质地柔软且富有弹性,组织相容性和顺应性良好,常规用于深静脉穿刺置管,亦是腹腔灌注化疗的首选管道,且头端均使用肝素帽,容易混淆。

2. 导管置管后缺乏"腹腔灌注"字样的醒目标识。

3. 缺乏导管相关知识的宣教材料。

4. 深静脉置管和腹腔导管同为中危导管,所使用标识的颜色相同,缺乏辨识度。

○ 四、整改措施

(一)加强管理

1. 统计科内常用静脉通道与非静脉通道导管,制定导管标识管理标准,保证护理安全,避免由于对导管判断失误而引发的给药途径差错事故。当患者置入相关导管后,经管护士应在第一时间做好明确的标识,包括名称、刻度、置管时间、置管用途,并使用圆珠笔,字迹清晰,班班查看交接。

2. 科内统一Allow中心静脉导管用于腹腔灌注化疗的固定方式,头端肝素帽需用无菌纱布包裹后固定在腹壁上。

3. 强调严格执行三查七对制度。三查七对是护理核心制度的重中之重,尤其是夜班值班人员,必须按流程操作,保证患者安全。

4. 严格执行交接班制度,认真落实书面、口头、床边交接。交接双方务必交接清楚,查看每一条导管的置管情况,避免遗漏。严格执行分级护理巡视制度,必须按点巡视病房,仔细查看患者用药情况,及时发现差错。

5. 在新护士的科室岗前培训中增加有关科室护理不良事件的内容,提前预警。同时,在排班上遵循新老搭配、能力搭配的原则,充分调动和发挥高年资护士安全管理的能力,起到防微杜渐的作用。

6. 全体护理人员的培训内容包括科室常见管道位置及作用,进行深静脉输液操作考核,且务必人人熟练过关。

7. 加强对护理人员的护理风险预防评估能力培养,增强其法律意识。如有疑问,须在查证确认后执行。

8. 有效落实健康宣教。在粘贴置管标识时,向患者及其家属履行告知义务,详细说明置管的意义、目的及注意事项,确保导管标识在位。

(二)设备整改

1. 设计并制作导管标识的粘贴纸(见图2-8-1)。标识粘贴纸的规格为2cm×6cm,长方形。标识粘贴纸选用干胶贴,此纸具有一定的韧性,不易撕坏且具有防水功能,使用方便,需用圆珠笔填写,防晕染,标识纸上的内容应包括导管名称、置管时间、深度及签名。

2. 统一导管标识的位置(见图2-8-2),将其安放在Allow中心静脉导管的末端,将其包裹于末端并两层粘紧。

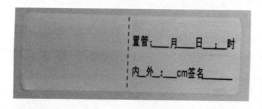

图2-8-1 导管标识

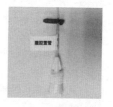

图2-8-2 导管标识粘贴位置

3. 设计"腹腔灌注"字样的醒目标识(见图2-8-3),放置于患者床头。

4. 设计"非静脉通路"字样的粘贴纸(见图2-8-4),规格为2cm×3cm,长方形,统一贴在透明敷贴固定的Allow中心静脉导管的边缘上，起到警示作用。

5. 制作腹腔 Allow 中心静脉导管相关知识宣教单（见图 2-8-5）。

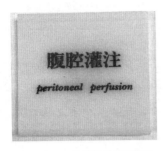

图 2-8-3 "腹腔灌注"标识

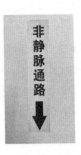

图 2-8-4 "非静脉通路"标识

××医院

腹腔导管置管健康宣教书

您好！为了使您尽快康复，特此为您介绍腹腔 Allow 中心静脉导管留置期间的一些注意事项，请您给予配合。

1. 腹腔 Allow 中心静脉导管用于灌注化疗药，请您务必不要自行对管道做任何操作，保持管路妥善固定，勿扭曲、折叠等，有需要及时呼叫护士。

2. 护士会将导管头端肝素帽处用无菌纱布包裹固定在腹壁上，每天更换无菌纱布。如果您发现有潮湿、污渍等，可立即呼叫护士更换。

3. 请您保持固定导管的透明敷贴及黄色导管标识清洁干燥，若敷贴出现卷边、潮湿，标识出现字迹模糊、脱落等，可立即呼叫护士更换。

4. 在您做任何动作前，比如翻身、下床活动等，注意导管安全，防止牵拉脱出。

5. 万一不慎脱出，请不要慌张，不要自行将管路插回去，应立即呼叫医护人员处置。

6. 若您在 Allow 中心静脉导管留置期间，有任何异常或者不适，请及时告知医护人员处理。

图 2-8-5 腹腔导管置管健康宣教书

参考文献

[1]邱禄芹,丁俊琴,张秀果.前馈控制在预防静脉给药错误的效果观察[J].护士进修杂志,2016,31(20):1852-1855.

[2]樊小朋,周凯云,朱小英,等.导管护理标准化程序的建立及临床应用[J].护理学杂志,2014,29(20):1-4.

[3]王宜娜,王宜娅,刘丽秀.护理安全预警值在低年资护士护理安全管理中的应用[J].国际护理学杂志,2017,36(20):2844-2847.

[4]徐小丽,朱红艳,杨霞.各种留置管道的护理安全标识的应用护理体会[J].当代护士(上旬刊),2015,(11):248.

[5]赵海洋.各种留置导管标识应用的护理体会[J].饮食保健,2017,4(15):248.

(傅晓君、何雁飞)

案例9：无创呼吸机面罩压迫患者鼻部致器械性压力性损伤

● 一、案例介绍

患者陈某，男，64岁，因"反复咳嗽、咳痰10年，气促5余年，加重2天"于2015年6月1日拟"慢性阻塞性肺部疾病急性加重"收住入院。患者入院时神志清，精神软，情绪稳定，Barthel评分20分，压力性损伤危险因素评分17分，自诉胸闷，无明显咳嗽、咳痰现象，活动后胸闷、气促明显，休息后略缓解。听诊两侧呼吸音粗，两肺可闻及少许湿啰音。在吸氧1L/min下查血气分析＋电解质：pH7.29，$PaCO_2$100mmHg，$PaO_2$57mmHg，钠130mmol/L，钾4.4mmol/L，$SO_2$86%。医嘱予以Ⅰ级护理，普食，氧气雾化吸入，抗炎、化痰、平喘等对症支持治疗，吸氧1L/min与无创辅助通气交替使用。无创呼吸机设置为BIPAP模式，吸气末压力20cmH₂O，呼气末正压40cmH₂O，呼吸频率15次/min，氧浓度30%。2015年6月7日8:00，责任护士查房时发现患者鼻梁上4cm×3cm的2级压力性损伤，表皮破损，基底红润，无明显渗液。患者诉疼痛存在，NRS评分3～4分。压力性损伤发生后，立即予以水胶体敷料局部外贴保护，减轻无创呼吸机面罩佩戴时的压力。而后，患者病情无明显缓解，对无创呼吸机的依赖日益加重，平均每日佩戴时间为21～22h。患者面部消瘦，鼻部高耸且有骨折病史。至2015年7月30日，患者鼻部器械性压力性损伤已进展至4期，伤口基部与伤口边缘连接处有凹洞、渗液，基底部呈白色（见图2-9-1）。后请我院压力性损伤专科护士会诊，根据患者鼻部压力性损伤情况，清创后先予以莫匹罗星软膏局部外涂抗炎,后予以自黏性软聚硅酮有边型泡沫敷料(美皮康敷贴),按照患者局部创口修剪成合适的形状局部外贴保护。

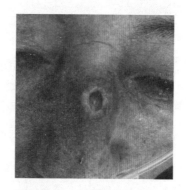

图 2-9-1　2015 年 7 月 30 日患者鼻部压力性损伤情况

◆ 二、原因分析

(一)护士因素

1. 判断不足。患者需要使用无创呼吸机的时间较长,责任护士应及时考虑器械性压力性损伤的风险,提早干预,降低压力性损伤的发生风险。

2. 对压力性损伤的处理经验不足。在发生压力性损伤后,责任护士立即予以泡沫贴局部保护,但是由于患者鼻部高耸、面部消瘦,所以使用泡沫贴后反而导致鼻部受压增加,压力性损伤程度加重且迁延不愈。

3. 巡视和观察不到位。该患者日常床上活动力还可以,虽然Barden评分未达到危险值,但是患者鼻部其实处于压力性损伤的高风险状态,而护士并未重视,而且患者的面罩大部分时间压迫于面部,护士不能直观观察到患者鼻部情况,也未班班打开患者面罩进行皮肤情况的查看和交接。

(二)生理解剖因素

患者患慢性阻塞性肺部疾病10年,机体消耗量大,身体消瘦、面部消瘦、鼻部高耸且鼻部皮下脂肪少,并且有骨折病史,一旦发生压力性损伤,则程度较深。

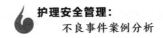
(三)疾病因素

患者患慢性阻塞性肺部疾病,胸闷、气促不适明显,只有佩戴无创呼吸机方能稍作缓解;患者及其家属综合考虑,决定放弃气管插管等积极治疗,而依赖无创呼吸机缓解不适,故呼吸机佩戴时间长;且慢性阻塞性肺部疾病属于长期消耗性疾病,患者营养情况差,存在低氧、感染、低蛋白等情况,这些对压力性损伤的愈合也有很大的影响。

(四)医疗器械因素

要准确佩戴无创呼吸机,则需要将面罩紧扣面部以保持面罩的密闭性,减少漏气,才能达到好的效果;面罩边缘为硅胶材质,不透气、较坚硬等,易造成压力性损伤。

(五)管理因素

科室目前没有制定在使用无创呼吸机时预防面部器械性压力性损伤的流程及措施,只是凭借护士的工作经验实施相应的预防措施。

三、应急处理

1. 立即向医生及护士长汇报,网络上报护理不良事件。

2. 请专科护士会诊,改用莫匹罗星软膏局部抗炎,美皮康敷贴局部保护。

3. 虽然患者的病情未得到明显缓解,对无创呼吸机的依赖较重,医护讨论后决定每小时予以解压5～10min,缓解患者鼻部压力,并对患者做好心理护理,指导患者配合。

4. 做好交接班,每班须打开面罩及敷料,观察患者压力性损伤情况并如实记录。

5. 按时换药。按照专科护士的建议，根据患者创面情况，选择合适的药物及敷料进行处理。

6. 关注患者饮食情况，鼓励进食营养丰富的食物，改善患者营养状况。

2015年8月7日，经过一段时间的换药、解压后，患者鼻部压力性损伤变化情况（见图2-9-2）较前明显好转，创面缩小至1.0cm×0.5cm，表面已结痂、干燥。

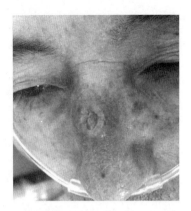

图2-9-2　2015年8月7日，经过一段时间的换药、解压后，患者鼻部压力性损伤变化情况

四、整改措施

1. 规范科室预防器械性压力性损伤的流程。接到医嘱要求给予患者无创呼吸机辅助呼吸→评估患者→根据患者情况选择合适敷料[泡沫贴（塌鼻子）或透明贴（高鼻子）]进行局部保护→做好相关宣教（包括使用敷料的必要性、定时解压的必要性）→密切观察患者鼻、面部皮肤情况→若发生潮红、发红、破损等情况，应及时处理。

2. 通过学习，使护士掌握器械性压力性损伤的相关知识，及时发现、及时干预，防止发生器械性压力性损伤。

3. 提高护士的评判性思维。Barden评分不能用来评判患者发生局部压力性损伤的风险，需要护士准确评估，认真地交接班。该患者由于病情需要，需长时间佩戴无创呼吸机面罩来缓解痛苦、不适，但是这样会加重压力性损伤的情况，也就更需要护士耐心细致地护理来平衡两者的矛盾，在保障患者安全的同时，缓解患者不适，预防压力性损伤，促进压力性损伤愈合。

4. 在对鼻梁高、面部消瘦的患者应用无创呼吸机时，可以请专科护士会诊，根据专科护士的建议进行预防性保护，预防器械性压力性损伤的发生。

参考文献

[1]方岁妹,朱桂菊,刘晓新.集束化护理在医疗器械相关性压力性损伤中的应用效果[J].医学理论与实践,2015,(15):2088-2089.

[2]靳辞辞.医疗器械相关性压力性损伤的研究现状[J].护理与康复,2016,15(10):946-949.

[3]李艳梅,张红梅,孙红.医疗器械相关性压力性损伤案例分析与风险管理[J].护理管理杂志,2015,15(2):137-138,147.

[4]刘亚红,李婷,付成成,等.ICU医疗器械相关性压力性损伤的原因分析及对策[J].中华现代护理杂志,2014,20(11):1252-1254.

[5]谭春丽.1例器械性Ⅲ期压力性损伤患者的护理体会[J].中日友好医院学报,2016,30(1):59.

[6]郑翠霞,王秀萍,纪进华,等.环节管理在NICU医疗器械性压力性损伤预防中的应用效果[J].中华现代护理杂志,2016,22(31):4533-4536.

（任皎皎）

案例10：大便失禁致臀裂处发生压力性损伤

♦ 一、案例介绍

患者张某，男，82岁，于2018年8月10日因进行性记忆力减退、反应迟钝2年余，拟脑梗死后遗症收住入院。入院时，患者神志清，消瘦，不能言语，额纹对称，伸舌居中，鼻唇沟对称，口角无歪斜；四肢肌肉萎缩，四肢肌张力明显增高，四肢肌力因检查不合作无法评估；全身色素沉着，以双下肢和尾骶部明显；双下肢轻度水肿，指压凹陷。患者长期卧床，时间达两年之久。测患者血压138/72mmHg，脉搏87次/分，呼吸24次/分，指氧饱和度94%，予Ⅱ级护理、鼻饲流质、吸氧及心电监护，并予以护肝、护胃、营养脑血管等支持治疗。查血常规示：白细胞计数$5.4×10^9$/L，中性粒细胞分类67%，红细胞计数$3.30×10^{12}$/L，血红蛋白93g/L，血小板计数$139×10^9$/L。血生化报告示：总蛋白42.7g/L，白蛋白23.4g/L，球蛋白19.3g/L，白球比1.21。尿常规示：红细胞716.0/μL，白细胞174.0/μL，潜血3＋，尿蛋白2＋，镜检红细胞＋＋＋/HP，镜检白细胞＋/HP。Braden评分为11分，评估该患者为高危压疮患者。大便失禁次数较多，4～5次/天，每次量少，性状为软便。小便失禁，颜色呈淡血性。患者卧气垫床，每2小时翻身1次。保持床单位清洁干燥，用男性集尿袋收集尿液，大便后及时清理。鼻饲高蛋白流质，家属拒绝静脉注射人血白蛋白。2018年8月18日晨交接班时，护士发现患者臀裂处有一长为2cm的线形皮肤开裂，当时认为是局部皮肤干燥所致开裂，予以加强翻身，保持尾骶部清洁干燥，大便后用软布拭净，并涂以润肤

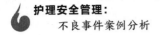
油。8月22日,患者臀裂处皮肤见起皮,其周围皮肤潮湿,且颜色较暗,无光泽。随即,护士用棉球擦拭周围皮肤后出现两处新鲜创面,大小分别为1.0cm×0.5cm和2.0cm×1.5cm,深为0.3cm,创面鲜红,有少量血性渗液,无异味,无腐肉,周围组织正常,为2期压力性损伤。

二、原因分析

(一)理化因素

理化因素有潮湿、大小便的刺激等。正常皮肤偏酸性,pH4.0~5.5;而尿和粪便均为碱性,尿和粪便的浸润使皮肤的酸碱度改变,削弱皮肤角质层的屏障作用,使表皮容易受损,细菌容易入侵。

(二)疾病因素

1. 低白蛋白血症

因为血浆蛋白参与皮肤屏障和皮肤免疫作用的形成,所以低蛋白血症势必造成患者皮肤抵抗力下降。

2. 贫血

血红蛋白水平降低,使可以提供给皮肤的养分、氧气不足,易造成压力性损伤。

3. 消瘦及全身营养不良

消瘦及全身营养不良患者肌肉萎缩,皮下脂肪减少,皮肤抵抗力降低。

4. 脑梗死后长期卧床

脑梗死后长期卧床患者感觉功能障碍,失去神经支配的皮肤组织代谢发生改变,皮肤中的主要抗张力成分胶原蛋白合成减少,使皮肤变得不耐摩擦而易破损。

5. 水肿

组织间隙水肿会减少毛细血管血流,影响皮肤的氧供。

(三)生理因素

该患者年龄较大,皮肤组织的再生能力减退,加上血管硬化,局部血液供应减少,皮肤表层薄,各组织结合相对弱,皮下组织减少,皮肤相对干燥,感觉迟钝。

(四)人员因素

1. 护理人员知识缺乏,临床经验不足,未认识到压力性损伤坏死的一大特点——锥状坏死,由内而外的坏死。该特征是因为,在发生皮肤缺血时,深部组织代谢活动高,对缺氧更为敏感;肌肉及脂肪组织对压力的敏感性比皮肤更高,最早出现坏死。

2. 护理人员评估错误,认为皮肤裂开是由尾骶部干燥引起的。

3. 护理人员翻身操作不到位,存在拖、拉现象。

4. 护理人员未主动思考、分析,对他人的评估诊断未产生怀疑。

◯ 三、应急处理

1. 立即向护士长汇报,上报护理不良事件。

2. 清创尾骶部,清除死皮,伤口用聚维酮碘溶液消毒后再用生理盐水擦拭。

3. 在初期渗液多时,予以泡沫敷贴换药;在渗液少时,改用水胶体敷贴换药。

4. 加强营养,予以高蛋白鼻饲流质。

5. 做好交接班,观察局部皮肤及渗液情况,观察敷贴有无卷边,请压力性损伤管理小组会诊及指导进一步的护理。

● 四、整改措施

(一)加强皮肤护理

加强对大小便失禁患者的皮肤护理,使患者皮肤保持干爽、清洁。大小便后及时清理,用柔软的毛巾轻轻蘸洗或用湿巾擦拭皮肤。勿用力来回擦洗,勿频繁过度清洁皮肤。清洁皮肤后予以润肤,可选赛肤润、凡士林、紫草油、茶籽油、二甲硅油等润肤剂,注意不可在已破损的皮肤表面使用润肤剂。润肤剂可以避免皮肤直接接触到尿液。

(二)正确翻身

根据力学原理,翻身可以通过改变人体与床接触的角度来减轻局部的压力,达到预防压疮的目的。

(1)正确的翻身体位:患者宜侧卧30°,并用枕头支撑这种体位,使患者始终避开自身骨突部位,较好地分散压力。当人体与床呈90°角时,接触部位所承受的压力最大,故应尽量避免人体与床呈90°角。

(2)正确的翻身方法:用提单式翻身法帮助患者在床上移动,避免拖、拉现象,不要独自搬动患者。

(三)加强宣教

加强对高危压疮患者的教育,让陪护、家属、患者了解压疮发生的原因,了解如何避免压疮的发生。避免长时间的床头抬高角度＞30°。当需要抬高床头角度＞30°的半坐卧位时,应先将床尾摇高至一定高度或在臀部下方垫支撑物,再摇高床头。床头每次抬高的时间＜30分钟,以减轻尾骶部的摩擦力和剪切力。

(四)加强营养

应给予患者高蛋白、高热量、高维生素，以及富含钙、锌的食物；当患者无法进食时，可通过肠内途径(鼻胃管等)或结合肠外途径补充营养。

(五)提高护士的能力

加强护士慎独、思考精神，敢于质疑和提问，学习新的理论技术进展。护士要对患者进行整体评估，根据评估结果采取对症的护理措施，而不是被动地接受前面的诊断和措施。

◐ 参考文献

[1]廖春燕,冯海丽,王开秀.泡沫敷料在低蛋白血症患者围手术期压疮预防中的应用研究[J].护士进修杂志,2016,31(3):269-271.

[2]王莹,代彦丽,朴金龙.炎症因子、生长因子以及凋亡因子在压疮慢性难愈合性创面中的表达及作用[J].中国应用生理学杂志,2017,33(2):181-184,188.

[3]杨旭红,黄素群.减压技术在成人压疮预防中应用的研究进展[J].护士进修杂志,2017,32(24):2230-2233.

[4]张娜,吴娟.失禁相关性皮炎的护理研究进展[J].中华护理杂志,2012,47(11):1046-1049.

[5]张焱,季兰芳.长期居家老年人压疮发生风险与自理能力研究分析[J].护士进修杂志,2014,29(12):1072-1075.

(周芳霞)

案例11：标本采集错误
——采血对象错误

🔴 一、案例介绍

患者朱某，男，75岁，于2017年6月29日，因"胸闷、呼吸急促"收住入院，入院诊断为呼吸衰竭，收住重症医学科。入院后，立即予以气管插管、呼吸机辅助呼吸。7月1日，医生查房时发现患者的生化报告与患者的临床表现及其之前的化验结果存在很大的差异，于是提出疑问。护理组长当即联系后夜班责任护士。后夜班责任护士是一名工作刚满1年的新护士。据其回忆：后夜班时，他护理16床和17床两位患者。6:00左右，当他走至17床需要抽血患者的房间门口时，病区2床患者病情突然恶化，需要抢救。于是，他将装有抽血试管的治疗盘放于17床房间门口的治疗车上，并赶往2床。抢救完2床患者，他拿起装有17床抽血试管的治疗盘进入了16床的房间，因为16床患者为昏迷患者，所以未询问患者姓名和进行患者身份核对程序就采集了16床患者的血液并送检。

🔴 二、原因分析

1. 查对制度执行不到位。在采集标本前，未严格执行查对制度。查对流于形式，凭借主观印象或按经验执行。

2. 未严格按操作规程进行操作。护士随意简化操作流程，不按规范操作，增加了护理操作的风险。

3. 人力资源配备不足。护士在夜间工作时较疲惫，注意力难以集中,易被干扰,最终使护士容易做出不正确的判断而导致护理不良事件的发生。

4. 传统的身份确认方法是要求患者自述姓名,昏迷患者由家属帮助核实。该事件发生在重症医学科,无家属陪护,护士只能查看患者的腕带进行身份核对,护士受惯性思维影响,没有进行身份核对而导致该护理不良事件的发生。

◉ 三、应急处理

1. 立即向护士长汇报,网络上报护理不良事件。
2. 及时联系检验科,请检验科撤回错误检验结果。
3. 重新抽取患者的血标本进行检验。

◉ 四、整改措施

1. 严格执行查对制度。工作中,严格执行三查七对制度;落实提问式身份核对,至少用两种以上方式识别患者身份。

2. 加强护理人员对护理操作规程的学习和培训,使护士掌握并将之应用于临床工作中。加强对护士的监督和检查,及时纠正不规范的护理行为。

3. 护士在执行各项治疗和护理操作时,必须严格执行三查七对制度,使用PDA进行身份识别。在口头询问患者姓名及出生年月后,用PDA扫描患者腕带,当PDA屏幕上显示该患者需采集的血标本项目(见图2-11-1)后,再扫描血标本采集试管上的条形码,血标本采集的项目和患者身份均符合,再在PDA显示屏里的相应血标本项目前打钩(见图2-11-2)。如患者信息与试管上条形码的患者信息不符合,则PDA机器会发出"嘀嘀"报警声,以提示护士患者身份不匹配,以此来全面保障患者的安全。

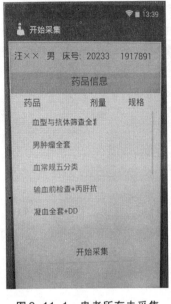

图2-11-1　患者所有未采集的标本

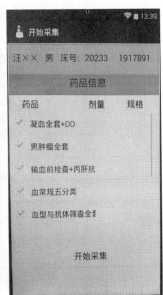

图2-11-2　PDA扫描后需采集的血标本

4. 加强护士责任心，尤其要重视对年轻护士的教育。我们的每一项操作都与患者的治疗效果甚至生命息息相关，要时刻把以患者为中心作为行为准则，严格执行三查七对制度，并且认真落实到每一次操作中。一旦发现护理不良事件，采取积极的补救措施。

5. 重点时间段安全管理。采取弹性排班方式，将新老护士相互搭配排班，减轻护士工作负荷，提高护理质量。夜间护理人员容易因疲劳而出现疏忽。因此，在夜间需要安排足够的护理人员，降低护理不良事件的发生率。特别是在夜间患者需要抢救时，可安排值班人员或二线班人员协助。

6. 加强对低年资护士的护理安全教育，做好新护士岗前安全教育，定期对护理不良事件进行讲评，强化护士的责任意识、法律意识、质量意识、风险意识等。

7. 发生护理不良事件的原因有很多,即使制订了严谨的防范措施,有些错误会不可避免地发生。转变观念,实施无惩罚上报制度,可提高护理不良事件的上报率。改进措施,改革系统、流程或制度,改变以往只处罚个人的做法。只有这样,才能使护理不良事件报告制度有效运行,有助于护理安全管理。

8. 通过"不良事件教育",对全员起到警醒作用,增强其责任心和风险防范意识,加强临床带教、培训和护患沟通,优化工作流程,严格执行三查七对,从而减少护理不良事件的发生。

◆ 参考文献

[1]桂秀红,梅国红,郑志维.77例护理不良事件原因分析及对策[J].当代护士(专科版),2013,(7):185-187.

[2]黄典清,黄翠.护理不良事件的原因分析及对策[J].内科,2013,8(3):329-330.

[3]靳志丽.PDA在临床护理中的应用分析[J].基层医学论坛,2018,22(9):1289-1290.

[4]李华英,张利平,邓敏.护理不良事件的管理策略改进与效果[J].当代护士(下旬刊),2015,(2):185-186.

[5]孙云.PDA在患者身份识别中的应用[J].护理实践与研究,2015,32(6):119-120.

[6]田美苓.重症医学科夜间护理不良事件研究及对策分析[J].医学信息,2016,29(11):178-179.

[7]王静,韩宇洲,蒋孝慧.PDA在患者安全核查中的临床应用[J].医学信息,2016,29(13):111-112.

[8]王仁媛,李秋兰.护理不良事件发生的原因及其预防对策探讨[J].海南医学,2013,24(18):2793-2795.

[9]张兰.重症医学科夜间护理不良事件研究及对策分析[J].

健康大视野,2018,(12):252.

[10]周敏,李金,王颖.基于PDA的住院患者身份识别护理安全管理[J].中国继续医学教育,2015,7(27):250-252.

（杨瑶琴）

案例12:标本采集错误

——输液同侧采血致检验结果不准确

一、案例介绍

患儿龚某,男,13岁,既往史无殊。2016年9月25日,因1小时余前在家不慎打翻热水,致全身多处被灼伤,当时自觉局部皮肤持续性疼痛,伴起大小水疱,部分脱皮,现场未予以处理即由救护车送至我院就诊,急诊拟"25%烫伤"收入院。入院查体:患者神志清,创面分布于右上肢、双下肢、躯干,总体表面积(total body surface area,TBSA)25%,部分创面基底红润,痛觉敏感,弹性好,部分创面基底红白相间,痛觉存在,弹性尚可,烫伤程度为浅Ⅱ度~深Ⅱ度。

9月27日上午,责任护士遵医嘱采集患者血标本进行生化检查。11:30,值班护士接检验科危急值报告,患者血糖50.6mmol/L,血钾7.5mmol/L,两项均为危急值。护士立即向医生汇报,遵医嘱急做快速血糖复查,急抽血查电解质。复查快速血糖为6.7mmol/L,复查电解质血钾为5.07mmol/L。

询问上午采血的责任护士,确认由于患者右上肢、双下肢都有创面,均已做包扎处理,而左上肢当时正在输液,所以责任护士建议采集动脉血标本,但患儿母亲不同意,认为采集动脉血会增加患儿疼痛,坚持要求在左上肢另找静脉血管采集。责任护士遂在输液的左上肢进行血标本采集。查看医嘱执行记录,确认当时输注的正是10%葡萄糖500mL+10%氯化钾10mL组液体。

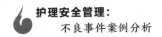
● 二、原因分析

(一)护理人员因素

当事护士对血标本采集知识的掌握程度不足,没有认识到采血部位对采集结果的严重影响,在与患儿母亲沟通效果不佳的情况下,错误地将血标本采集部位位置选择在输液同侧肢体。

(二)患者方面的因素

患儿母亲因责怪自己照顾不周和监管疏忽而造成患儿此次意外烫伤住院,承受了巨大的精神压力,对患儿创面换药时引起的剧烈疼痛深感内疚。因此,当护士因患儿四肢包扎或输液的原因建议采集动脉血标本时,患儿母亲认为动脉采血会大大增加患儿的痛苦而不同意。

● 三、应急处理

1. 中午值班护士再次向患儿及其母亲解释和进行宣教,告知动脉采血的必要性,获得他们的信任和同意,选择右股动脉采血复查电解质,复查结果血钾水平正常。

2. 向护士长汇报,网络上报护理不良事件,科室进行护理不良事件讨论。

● 四、整改措施

(一)规范采血操作流程

血标本采集是临床护理工作中最常见的技术操作之一。检验标本的采集是否规范,直接关系到检验标本数据的准确性,对疾病的诊断和治疗有着重要的意义。在临床工作中,护士如果对血标本采集的知识掌握不够,血标本采集不合格,就会增加采血的次数,给患者增加不必要的痛苦,影响医生对疾病的诊断及治疗措施的正确实施,造成医疗资源的浪费,同时也可能引发护患纠纷。

建立并不断健全血标本采集质量管理的标准与要求,提高血标本正确采集的合格率,从而避免溶血、样本量少、输液同侧采血、餐后抽血、样本放置过久以及抗凝剂放置错误等导致的血标本质量问题。因此,护理部制定了静脉标本采集操作流程,要求护理人员熟悉检验分析的意义,掌握血标本的采集规范,确保标本的质量。加强采血质量跟踪,根据临床检验科不合格标本统计情况分析,在不合格标本发生较多的科室定期召开质量分析会,共同讨论、分析出现不合格标本的原因,制定整改措施,持续质量改进。

(二)纠正标本采集不良习惯

尽可能地选择血流量充盈且有弹性的静脉,确保采集量与血液品质。即使患者因病情需要,在输液时必须采血,也严禁在患者的输液通路或输液同侧肢体抽血,避免血液被稀释或所输液体溶质干扰所引起的检验结果波动,造成临床医生对患者病情的误判,从而延误患者的诊治。必要时可选择采集动脉血标本。研究表明,患者坐位时的血钾、血钠、血氯等28项生化指标的均值都大于卧位,故抽血体位应尽量取平卧位以减少影响。

(三)做好血标本采集前的准备工作

护士根据血液检验分析的类型和目的等,准备好相应的容器、患者信息标签等,熟悉采集方法,做好血标本采集前的准备工作。在采集血标本前,护士需要向患者及其家属做好充分的健康宣教,告知血液检验分析的目的、意义及血液采集的注意事项等,使患者及其家属真正理解采血的注意事项,并愿意主动配合。

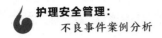

(四)定期培训考核

护理部应把标本的采集作为护理质量控制管理的一项重要内容,由检验科及护理管理人员定期对全院护士进行检验标本采集相关知识、标准采血操作流程等课程的培训及考核,并将其纳入新入职护士的岗前培训内容,使之熟悉和掌握不同检验项目标本采集的不同要求,必要时有针对性地对个别人员进行培训。对一些新开展的特殊检验项目,各科室应认真讲解学习的具体要求与规范。

● 参考文献

[1] Ravindran V, Rempel GR, Ogilvie L. Parenting burn-injured children in India: a grounded theory study[J]. Int J Nurs Stud,2013,50(6):786-796.

[2]陈文丽,刘怀平.血标本采集质量对检验结果影响的研究[J].国际护理学杂志,2013,32(1):214-215.

[3]董敏,李丹,李乃侠,等.综合护理干预对小儿高热惊厥家属心理状态及患儿临床效果的影响[J].国际精神病学杂志,2016,43(4):714-715,728.

[4]黄小蕾.小儿烧伤对家属的影响及其心理护理干预研究进展[J].大家健康(中旬版),2017,11(11):189.

[5]刘宇.临床血液检验标本分析过程中影响检验结果准确性的因素[J].当代医学,2016,22(11):87-88.

[6]潘永利,潘玲.血标本采集对血液检验分析的影响及干预措施[J].吉林医学,2016,37(7):1610-1611.

[7]朴松旭.血液标本采集过程对生化检验结果的影响[J].世界临床医学,2016,10(17):237,240.

[8]王薇薇.血标本采集不合格原因分析及对策研究[J].心理医生,2017,23(34):334-335.

[9]魏佳,潘飒,吕宏培,等.血液标本采集及送检对生化检验结果的影响分析[J].中国卫生产业,2017,14(17):21-22.

[10]伍亭全.血液标本采集不当影响检验结果的原因分析[J].临床医药文献杂志,2018,5(12):70-71.

[11]周远娟.血液标本采集不规范对生化检验的影响[J].中国保健营养,2016,26(11):249-250.

（严洁琼）

案例13：PICC导管体内破裂致化疗药物外渗

一、病例介绍

患者蒋某,女,55岁,入院诊断为手术后恶性肿瘤化学治疗（简称化疗）。因"左乳改良根治术后,为行第8次(末次)化疗"于2017年3月26日入院。入院时,患者神志清,精神一般,情绪稳定,测血压126/72mmHg,脉搏67次/分,指氧饱和度99%,带入PICC单腔导管一根,该导管于2017年10月16日留置于右臂贵要静脉。测患者臂围28cm,置管深度38cm,置管部位在肘横纹上13.5cm处,导管外露3cm,导管尖端在上腔静脉第8后肋。患者先后共7次通过该导管行环磷酰胺、表柔比星、多西他赛静脉化疗。3月27日,按医嘱行多西他赛静脉化疗(500mL)。输液前抽回血通畅,局部无肿胀及疼痛不适,穿刺点无异常。在化疗药物输注过程中,患者卧床休息并入睡,无不适主诉。化疗结束后,继续输注化疗后辅助药物,在输入约250mL时患者醒转,主诉右上臂肿胀伴麻木感。立即停止输液,抽回血通畅。检查后,发现PICC置管处均匀性肿胀,无明显隆起皮丘,局部皮温、皮色均正常,臂围30cm。予以0.9%氯化钠溶液冲洗导管,穿刺点有液体渗出,考虑体内管道不完全断裂,药物外渗。立即向医生汇报,并请PICC专科护士会诊。缓慢拔出PICC导管,发现近穿刺点4cm处有纵形裂口,考虑患者此次为末次化疗,予PICC导管拔除(见图2-13-1)。检查确定拔出的导管无破损,刻度完整。予0.9%氯化钠溶液、利多卡因及地塞米松局部封闭,50%硫酸镁溶液湿敷,冰袋冷敷,每隔1～2

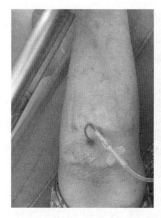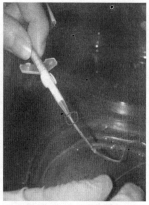

图2-13-1 确定导管破裂处，并拔除导管

小时交替，注意防止冻伤。夜间辅以多磺酸黏多糖乳膏外涂。嘱患者抬高患肢，避免局部受压。24小时后，右上臂渗漏处肿胀消退。患者因检查而中断冰敷2小时，渗漏处皮温上升、皮色变红，范围为8cm×10cm，无疼痛及瘙痒，立即继续50%硫酸镁溶液湿敷＋冰袋降温后，皮温下降，红色略消退。持续冰敷3天及硫酸镁溶液湿敷4天后，4月2日，患者渗漏处皮温及皮色正常，无疼痛及瘙痒，右上肢肢端血运、活动好，改用冷毛巾湿敷。4月4日，患者右上臂渗漏处肘关节上下皮肤出现8cm×15cm不均匀淡红色斑块，无触痛，有瘙痒，皮温增高。继续予以50%硫酸镁溶液湿敷。4月6日，皮肤淡红色斑块及瘙痒仍存在，医嘱予出院。嘱其继续用硫酸镁溶液湿敷，观察皮温、皮色及局部瘙痒情况，如有加重，立即联系医生或护士。1周后电话回访，患者诉渗漏处皮肤完整，无瘙痒不适，有色素沉着。

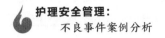
● 二、原因分析

(一)生理因素

贵要静脉位于前臂的尺侧,在肘窝处接肘正中静脉,沿肱二头肌内侧缘上行。当肱二头肌收缩时,局部组织挤压易造成组织内潜行导管折管而增加导管断裂的风险。

(二)技术因素

本例患者的 PICC 置管为肘上穿刺,置管时进针角度越大,导管通过穿刺点进入血管的角度就越大,局部造成折管的概率就会增加,如果再有频繁的肌腱收缩,就会导致导管在体内出现破损的概率增加。

(三)材料因素

三向瓣式 PICC 导管是用高等级医用硅胶制成的柔软、有弹性的导管,具有腔大、壁薄、柔软的特点,所以上臂置管有发生导管体内破损的潜在风险。本例患者使用的导管为三向瓣式 PICC 导管,患者携带该导管已近半年,不相容的药物(包括多种化疗药物)长期从导管内输入,管腔壁附着的药物不易冲洗彻底,容易造成导管阻塞,而在脉冲式冲管时用力过大而产生的过强压力也可能是导管破损的原因。也有文献指出,导管破裂的高危因素还有输注化疗药物、导管留置时间大于半年等。

(四)人员因素

低年资护理人员对 PICC 置管药物外渗相关知识的掌握不够。在输注化疗药物之前,对患者及其家属的宣教欠全面。输注期间,规范巡视和对患者的观察及询问也有欠缺。

三、应急措施

1. 立即停止输液，向医生、护士长及PICC专科护士汇报。

2. 寻找PICC导管破裂的位置，拔除PICC导管，按压穿刺点。

3. 多西他赛无相应拮抗剂，因此局部环形封闭选择地塞米松5mg+2%利多卡因2mL+0.9%生理盐水5mL，封闭范围大于渗漏区域。

4. 用50%硫酸镁溶液湿敷、冰袋冷敷（多西他赛属于发疱性化疗药物，早期局部处理选用冰敷）。50%硫酸镁溶液纱布完全覆盖化疗药物渗漏处皮肤，上面覆盖保鲜膜，在保鲜膜上用冰袋沿静脉走向冰敷，每冰敷1小时，间隔休息1小时。硫酸镁溶液纱布每隔2小时更换一次。冰敷时注意观察患者该处皮肤及肢体的血液循环情况。在夜间睡眠时，局部涂多磺酸黏多糖乳膏，1～2次/天，并做好记录（前3天，冰敷是关键，药物只是辅助）。3天后改成冷敷，冷敷2天，其余5天涂多磺酸黏多糖乳膏。外渗性溃疡一般在3～10天发生。该患者在护理人员的督促下按要求完成了整个冰敷及冷敷过程。

5. 抬高患肢，避免局部受压。

6. 禁忌患肢静脉穿刺。

7. 做好患者及其家属的安抚工作。紧急处理后，PICC专科护士及责任护士均给予患者心理安慰，并反复向其说明化疗药物外渗后冰敷的重要性，告知观察要点和注意事项，取得患者及其家属的理解和配合。

8. 网络上报护理不良事件。

四、整改措施

1. 强化患者教育，提高防范意识，告知患者避免置管的手臂提

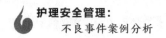
过重的物品或者剧烈运动,以防发生导管断裂。

2. 加强对PICC留置患者的化疗前宣教。化疗开始前,护理人员应加强与患者的沟通和交流,对患者及其家属进行PICC相关知识、化疗药物输注过程中的观察要点及注意事项的宣教,提高患者的依从性。

3. 加强对科内护士的培训,制订培训计划并予以考核,提高护士对PICC及化疗相关理论知识、实践操作能力的掌握水平,加强应对突发情况时的应变能力。

4. 化疗药物输注期间,护士规范巡视,细致观察,及时发现异常情况,以便早期正确处理。

5. 在发生化疗药物外渗后,立即掌握药物外渗的量、损伤的面积、外渗药物的种类,根据不同情况,第一时间给予正确处理。在发生发疱性化疗药物渗漏后,抬高上肢,间歇给予冰敷及冷敷,外涂多磺酸黏多糖乳膏,每日3次检测臂围。

6. PICC导管破损后,化疗药物渗漏会对局部组织造成炎性刺激、疼痛刺激,可能引起迟发性皮肤反应,令患者及其家属担忧。对患者进行化疗药物渗漏后的护理,并对患者及其家属进行专业指导。

7. 跟踪护理。人体表皮基底更新代谢周期为19天,损伤溃疡一般会发生在第3~10天,因此观察时间不得少于10天。

8. 加强出院宣教。出院后电话随访,了解患者外渗处皮肤情况,加强健康教育。

9. 当PICC导管留置侧上肢肢体肿胀、疼痛,穿刺点局部干燥,但暂未发现导管破裂时,需行上肢动静脉超声检查以排除静脉血栓。

参考文献

[1]冯玉玲,田莉莉,叶琳.一例PICC导管体内破损发生化学药

物迟发性损伤的护理[J].护士进修杂志,2016,(4):382-383.

[2]邱婷.PICC导管体内破裂的护理[J].护理与康复,2017,16(9):968-969.

[3]任苏英.肿瘤患者应用化疗药物的护理路径研究[J].现代中西医结合杂志,2013,22(2):213-214.

[4]沈艳芬.PICC导管体内破裂致化疗药外渗1例临床护理[J].齐鲁护理杂志,2015,21(4):104-105.

[5]张宇,蒋微微,李慧.化疗药物血管外渗原因分析及护理对策[J].中国保健营养,2016,26(3):238-239.

（洪莹）

案例14:透析内瘘针滑脱

一、案例介绍

患者吴某,男,76岁,入院诊断:慢性肾衰竭,维持性血液透析5年。2016年3月29日13:10,给患者行动静脉内瘘穿刺。穿刺后,患者诉穿刺部疼痛。护士重新揭开敷贴,调整穿刺针位置,然后将敷贴二次固定后开始血液透析,目标超滤2.8kg。15:30,巡视护士测患者血压87/54mmHg,观察穿刺处无渗血,向医生报告,医嘱予以盐酸米多君(甲氧胺福林)口服。16:00,患者口服盐酸米多君,未诉不适。16:25,患者血液透析机静脉压过低而发生报警,巡视护士立即查看,发现患者应答无反应,点头呼吸,呼吸10次/分,血压、脉搏测不出。静脉端内瘘针大半斜面脱出,导致血液外漏而未能及时回输,估计出血量在400~600mL,巡视护士立即呼叫帮助并停止血液透析。给予0.9%氯化钠注射液1000mL快速静脉滴注,呼吸囊辅助呼吸,心肺复苏,肾上腺素1mg、阿托品0.5mg、50%葡糖糖注射液60mL静推,复方氯化钠注射液500mL静脉滴注。16:30,患者神志清,血压92/60mmHg,心率72次/分,氧饱和度98%。17:05,将患者转入肾内科病房进一步治疗。

二、原因分析

(一)患者因素

1. 患者长时间透析,内瘘肢体不自觉活动。

2. 患者无相关意识，未及时发现血液外漏。

3. 患者内瘘反复穿刺，导致穿刺部位皮肤弹性欠佳。

(二)护士因素

1. 穿刺后，患者诉穿刺针部位疼痛。护士重新揭开敷贴，调整穿刺部位，后予以原敷贴、胶布二次固定，未更换新的敷贴胶布，导致固定不牢固。

2. 一名巡视护士同时操作5台透析机，在为其他患者操作时观察不够及时。

3. 穿刺护士在调整内瘘针后，进针深度不够，也未与当班巡视护士交接。

4. 导管固定方式欠妥。

5. 对安静配合患者的关注不够。

6. 透析过程中未观察血管通路情况。

(三)其他因素

1. 透析时，机器自动设置的压力报警范围不合理，以致静脉端内瘘针大半斜面脱出2～3分钟后，机器才显示静脉压过低报警。

2. 透析护理包中敷贴是不透明的，巡视护士观察不方便。

3. 患者静脉端内瘘针穿刺部位靠近肘关节处。穿刺后，患者为保暖将手臂放入棉被内而不便观察。

4. 胶布黏性差。

● 三、应急处理

1. 关血泵，同时立刻压迫内瘘穿刺口。

2. 夹闭动静脉内瘘针及血路管上动静脉端的夹子。

3. 将血路管与动静脉内瘘针分离，将动脉管路与静脉管路连接并开启血泵,调节转速大于100mL/min,关闭超滤,防止凝血。

4. 排尽血路管及透析器内的空气。

5. 根据医嘱重新进行静脉端内瘘穿刺,建立血管通路。分别将动静脉血路管与内瘘针连接,打开管路上的各个夹子,开启血泵至目标血流量,开启超滤后继续透析治疗。当日无不再新建血管通路医嘱,则在结束透析治疗后,应将血路管动脉端连接0.9%氯化钠注射液,将静脉端与动脉内瘘针连接,进行密闭式回血,缓慢回输血液。

四、整改措施

1. 胶布固定注意事项如下。胶布固定后,要按压内瘘针,使其与胶布紧密粘贴,固定内瘘针尾部弧度,减少外力对内瘘针的牵拉作用。消毒后需等皮肤稍干燥,再贴胶布固定。全科统一对内瘘针固定进行培训,强调内瘘针尾部弧形固定的要求。在换内瘘针后,固定需用黏性强的新胶布。

2. 监测透析机。务必监测透析机动脉压及静脉压。联系透析机维护人员重新设定机器报警范围。在允许范围内,缩小报警范围到±40mmHg,使静脉压监测下限在透析机允许范围内尽量接近当前压力值。

护士应当还要意识到静脉压往往不能监测到静脉针滑脱。压力变化在设定的报警范围内可能不会引起报警。因此,不能过度依赖机器报警。

3. 增加内瘘保护罩。申请增加内瘘保护罩数量,对老年透析患者、内瘘肢体活动频繁的患者使用内瘘保护罩,降低其活动后发生内瘘针滑脱的风险。

4. 把握穿刺深度。合理设计内瘘针穿刺点,确保进针深度必须大于2/3。如个别内瘘针穿刺困难,未达到进针深度大于2/3的要求,则增加胶布固定,并及时交班,加强巡视。

5. 加强评估。在新的透析护理记录单中增设血管通路观察项目,以及时记录血管通路是否正常、有无渗血等。透析时,每小时评估血管通路一次。

6. 增强健康宣讲力度。为提高患者的防范意识,护理人员应该为患者提供有针对性的健康教育。要让患者明确了解,透析虽然能救治生命,但是也会带来各种并发症。在患者进行透析前,护理人员要传达好透析时的部位摆放及注意事项;在更换部位时,尽量让护士协助,避免造成透析部位偏移等问题。对老年患者应当加强宣教。对容易出现痉挛、烦躁等情况的患者,必须用约束带进行约束,尽量要求患者家属陪同上机,并且做好脱针的概率评估,对脱针概率比较大的患者应做好标志,提醒大家重视。

7. 加强对护理人员的管理。血液透析室是血液透析的重要科室,专业技术性强,工作较复杂且繁重,突发应急情况相对较多,是具有高风险的部门。血液透析室护理人员工作的风险很大,工作稍麻痹大意就可能给患者造成重大的伤害。因此,应加强血液透析室护理人员的业务能力,提升护理人员的责任使命,强调以患者为中心的思想,以确保患者的安全。

参考文献

[1]崔岩,魏丽丽,王祥花,等.实用血液净化护理手册[M].北京:人民军医出版社,2013.

[2]莫贝霞,韦月兰,尹秀丹.循证护理模式在降低血透室内瘘针滑脱风险中的应用效果观察[J].护理实践与研究,2018,15(9):121-123.

[3]李群英,孔华萍.5例动静脉内瘘针滑脱原因分析及防范对策[J].当代护士,2017(5):108-109.

[4]唐琦,张瑜,沈娴,等.老年血液透析患者发生内瘘针滑脱的

根源分析和对策[J].护理实践与研究,2018,15(18):24-26.

[5]周怡,吴爱芳.集束化护理在血透室护理敏感指标控制中的应用[J].当代护士,2018,25(5):143-145.

（洪月、张蓓蕾）

案例15:三通阀开关方向错误致血液外渗

● 一、案例介绍

患者方某,男,55岁,入院诊断为胆囊结石。2017年8月30日15:00,在全麻下给患者行腹腔镜胆囊切除术。18:40,手术结束将患者送回病房。术后给予抗炎、止痛、营养支持等输液治疗。因原有高血压病史、术后疼痛、手术创伤等因素,22:00,患者血压升高至167/100mmHg。医嘱予以乌拉地尔注射液50mg+0.9%氯化钠注射液25mL(5mL/h,微泵注射)。23:00,患者血压降至145/92mmHg。8月31日2:10,家属按铃,护士(新入职)前往查看,发现三升袋输液结束,询问带教老师是否还需要继续输液,带教老师告知保留一路乌拉地尔,将三升袋一路输液撤掉。该护士再次到达病房后发现,患者注射部位在左手手腕,留置针呈"Y"形;"Y"形留置针一路接微泵液体,另一路接三通阀后再接三升袋液体,三通阀其中一端裸露,无肝素帽保护。心电监护仪血压袖带绑在该侧上肢,监测模式为手动;当时,该护士心中疑惑该如何将三通阀关闭,凭印象将OFF端旋向连接三升袋的方向,自以为将通路关好了。回到护士站后,本想询问带教老师三通阀开关方向及是否需要接上肝素帽,但由于带教老师去病房进行其他操作,于是接下来做其他工作而忘记告知带教老师。2:30,去给患者监测生命体征时,该护士发现患者被子、床单上有大量血液渗出(见图2-15-1),意识到自己开关错误,立即将三通阀的OFF端旋向输液方向对侧。

本案例中三通阀开关方向见图2-15-2~图2-15-5。

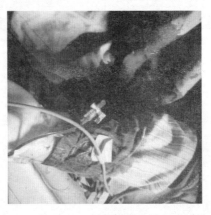

图2-15-1　血液外渗现场

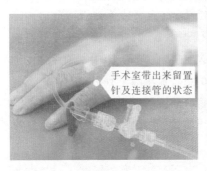

手术室带出来留置
针及连接管的状态

图2-15-2　患者术后返回病房时的
三通阀开关方向

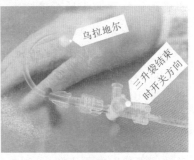

乌拉地尔

三升袋结束
时开关方向

图2-15-3　乌拉地尔连接口和三升
袋结束时的三通阀开关方向

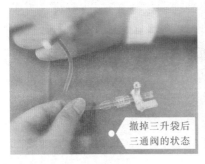

撤掉三升袋后
三通阀的状态

图2-15-4　护士撤掉三升袋后三通
阀的开关方向

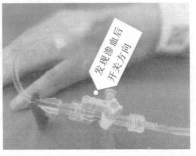

发现渗血后
开关方向

图2-15-5　护士发现渗血后三通阀
的开关方向

🔵 二、原因分析

（一）人员因素

1. 低年资护士对三通阀操作的掌握不完全。对不确定的事物未进行证实，便仅凭印象操作，自以为已经关闭输液通路。

2. 病房护士对手术患者围手术期的护理不到位。患者术毕返回病房时，病房护士接班后未仔细查看患者的静脉通路状态，未及时发现留置针三通阀一端缺少肝素帽而直接暴露于空气中。

3. 肝素帽拿掉后三通阀在空气中的直接暴露将导致感染、出血等。手术室麻醉医生的风险意识不强。术中，麻醉医生在使用三通阀加药后未再次旋上肝素帽，导致三通阀一端直接暴露于外界而与血管相通。

4. 术毕，麻醉医生或复苏室护士与病房护士交接时不够全面详细。交接时未对三通阀进行交接，只关注输液是否通畅。

（二）三通阀因素

1. 手术室和病房的三通阀型号不一致。

2. 三通阀包装袋内无备用肝素帽，需要另外配备肝素帽，操作不便。

（三）带教制度落实因素

1. 带教老师对低年资护士工作能力的评估与监管不到位。知道患者有两路输液，未考虑低年资护士有操作失误的可能。

2. 带教老师未落实带教制度中"放手不放眼"原则。操作时未与低年资护士同往，操作后未再次予以确认和检查。

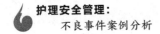

(四)管理因素

1. 手术室带出来未卸掉三通阀的留置针(患者病情稳定,不需要再使用三通阀)。

2. 病房心电监护仪血压袖带绑于输液侧肢体,有增加输液侧肢体压力致血流速度加快而加大出血量的风险。

3. 病房未对低年资护士进行三通阀规范操作的培训。

4. 手术室和病房风险管理培训欠缺,致使各级医护人员风险意识薄弱。

5. 病房对带教老师能力评估不足。

三、应急处理

1. 立即向医生和带教老师汇报,老师赶至床旁,卸下三通阀,接上肝素帽,用生理盐水冲洗管路,保持输液通路通畅。

2. 将心电监护仪血压袖带绑于对侧肢体以测量心率、血压、体温、呼吸、血糖等,观察患者有无头晕、乏力、面色苍白,仔细询问患者是否有不适感,更换床单位,向患者及其家属说明情况并道歉。

3. 及时向护士长汇报,48小时内网络上报不良事件。

4. 密切观察患者病情变化,做好交接班,注意患者及其家属情绪反应,避免护理纠纷。

四、整改措施

1. 护士长协调与麻醉科的合作关系。麻醉医生在手术结束后卸掉不必要的三通阀;对于需再次使用的三通阀,请麻醉医生接上肝素帽。

2. 改进手术患者交接记录单,增加三通阀选项,规范交接流程。

3. 病房与麻醉科共同监管手术患者的三通阀问题，互相监督，有效沟通。病房护士若发现三通阀无肝素帽，则应及时补充或者直接卸掉三通阀。

4. 护士长、麻醉科主任共同向设备科申请全院统一三通阀型号，避免型号不同、操作不一致而增加操作及培训难度。

5. 病房开展三通阀操作专项培训，做到人人过关。总带教老师负责对新护士、轮科人员、实习人员进行培训。

6. 在病房，由护士长及总带教老师对带教老师的带教能力进行评估。对于不符合考核标准者，不安排带教任务。

7. 每月在病房开展护理不良事件、风险管理案例分享，增强全体护理人员的安全意识。

8. 病房规定，禁止将心电监护仪血压袖带绑在输液侧肢体（除外对侧肢体严禁一切操作者）。测压结束后，及时松开血压袖带，并注意观察患者输液处的留置针、三通阀、肝素帽是否在位及输液是否通畅。护士长与质控组长应及时跟踪检查。

参考文献

[1]李令,刘美斯,黄莉,等.多部门合作优化手术管理与护理流程的实践探讨[J].吉林医学,2017,38(6):1169-1170.

[2]殷杰,叶庆,陶红兵.节点控制在手术安全管理中的运用与实践[J].中国医院管理,2016,36(8):49-50.

（孔红艳）

案例16:刮胡刀致颈穿导管刮破

一、案例介绍

患者项某,男性,62岁,左下肺癌术后5个月,已行3次化疗,为行再次化疗入院。6月14日,左颈内静脉置管一根,深度为13cm,固定好。行多西他赛+奈达铂化疗,经过顺利。化疗后,患者血小板下降。6月25日,血常规示血小板计数$51×10^9$/L,予以输血小板10U。6月26日5:45,患者如厕后诉头晕、胸闷不适,协助患者卧床休息,鼻导管吸氧5L/min,此时测量血压115/72mmHg,心率110次/分,指氧饱和度88%。安置患者后,发现患者左颈内静脉置管处有出血,出血量约5mL,立即予以纱布按压止血,并向医生汇报。5:49,患者平躺后,左颈内静脉置管处出血量增多,已湿透按压的4块纱布,出血量约40mL,予以心电监护。医生到达病房,检查患者左颈内静脉置管处,发现导管有一斜形、边缘平整的皮肤破口,遂拔除左颈内静脉置管(见图2-16-1)。此时,患者自诉胸闷,测呼吸22次/分,指氧饱和度78%,血压134/74mmHg,心率118次/分,改面罩吸氧10L/min。向家属询问后得知,患者刚如厕时用刮胡刀刮剃胡须,可能为刮胡刀刮破颈内静脉置管导致的出血。继续用纱布按压颈部穿刺处10~15min。5:53,患者呼之不应,血压105/74mmHg,指氧饱和度69%,心率114次/分,呼吸22次/分,伴面色苍白、四肢湿冷、大汗淋漓。启动全院急救医疗小组救援系统,代码"111"。5:58,全院急救医疗小组到达病房,患者呼吸急促,呼吸24次/分,血压121/72mmHg,心率108次/分,指氧饱和度88%,医嘱立即予以甲强龙40mg静脉推注,急查血气分析、血常规及凝血功能等指标。6:00,患者神志转清,对答切题,穿刺处出血止,血压112/67mmHg,指氧饱和度96%,心率105次/分,呼吸20次/分。6:05,快速血气分析示pH7.29,动脉氧分压76mmHg,指氧饱和度92.5%,予以继续观察。7:00,患者神志清,生命体征平稳,指氧饱和度97%,改鼻导管吸氧4L/min。

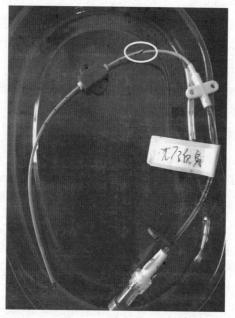

图2-16-1　破裂的颈内静脉置管导管

二、原因分析

(一)护理人员因素

1. 护士未经历过类似事件,看到颈部深静脉置管处有血,且该患者血小板计数低于正常,下意识地以为是穿刺处渗血,未仔细查

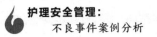
看出血的来源点、颜色、速度及深静脉置管敷贴固定等情况。

2. 在用纱布压迫止血时，导管被纱布覆盖，视线差，寻找原因受影响。

3. 该患者曾行过一次颈内静脉置管，此次是第2次颈内静脉置管，责任护士在评估患者对导管相关知识的掌握情况后，仅做了简单宣教。

4. 当患者血小板水平降低时，责任护士有进行过相关宣教（比如忌用牙签剔牙、用手挖鼻、用力揉眼等），但并不知晓患者一直使用刮胡刀刮胡子而非剃须刀，而刮胡刀使用的相关注意事项未曾宣教。

5. 医生虽然发现颈内静脉置管导管破裂后及时拔除了导管，但在后续患者出现指氧饱和度下降、面色苍白、四肢湿冷、大汗淋漓等症状时，大多只考虑出血因素，而未考虑其他原因（比如空气栓塞）。

(二)患者因素

1. 患者用刮胡刀刮胡子，未考虑到刀片会刮到导管或刮破皮肤等问题。最终在刮胡子过程中不慎将左颈内静脉置管导管刮破。

2. 患者反复多次住院，对深静脉导管留置不甚在意，对护士的宣教内容不重视。

3. 此次住院，患者出现了血小板水平低的情况。但在责任护士宣教相关内容时，对于不懂的或有疑问的地方，未想到再向护士咨询。

(三)生理因素

1. 患者为左下肺癌术后骨转移晚期，由于肿瘤肿块压迫、呼吸系统炎性反应或组织损伤等因素。前几日已出现过胸闷、气促等不适症状。

2. 患者在深静脉置管导管刮破后出现指氧饱和度下降、头晕、胸闷等症状,与该患者之前的病情有所不同。该事件发生后,医护人员进行讨论,认为可能是深静脉置管导管刮破后,有部分空气由于负压作用被吸入血管内而导致的症状。当导管外端破裂时,静脉被打开与外界相通,而其管壁不塌陷,同时管内又为负压状态,易造成静脉空气栓塞,致使患者胸闷、指氧饱和度下降。

(四)其他因素

也有报道指出,用手指压迫颈动脉窦,可以造成晕厥发作,此种现象也被称为颈动脉窦过敏综合征或颈动脉窦超敏反应。颈动脉窦受压可反射性地引起脑缺氧。颈动脉窦兴奋通过舌咽神经第一支至延髓循环中枢,使迷走神经兴奋,造成心率减慢和血压下降;或者兴奋从延髓扩散到大脑,使脑血管收缩、脑血流减少。患者拔管后出现呼之不应等情况,有可能是因为护士用手指压迫颈内静脉穿刺置管处的同时压迫了颈动脉窦,颈动脉窦受压反射性地引起脑缺氧至晕厥。

● 三、应急处理

1. 发现出血,立即按压并寻找原因。

2. 向医生汇报。

3. 寻找出血原因——到底是导管置管口渗血还是导管出血。如发现是导管出血,查找导管有无裂口、破口及肝素帽有无旋紧等,根据不同原因进行处理。

置管口渗血:进行压迫止血,之后更换置管敷贴,在穿刺点上方用无菌小纱布(10cm×10cm的4层纱布,三折后再二折)加压24～48小时,再次更换置管敷贴,并观察置管敷贴及纱布渗血情况。必要时随时更换。

导管有裂口、破口:立即拔出导管,压迫置管口5～10分钟。对于凝血功能异常者,适当延长压迫止血时间。

4. 吸氧,卧床,使用心电监护,观察生命体征变化。

5. 患者在发现出血时,精神紧张。因此,责任护士在积极查找原因及处理时还需要关注患者的情绪变化,做好心理护理,嘱其放松心情。

6. 当患者出现胸闷气急、呼之不应时,立即启动全院急救医疗小组救援系统(根据具体情况可启动相应快速反应小组(RRT)或"111"急救系统),积极对症处理。

7. 如空气进入血管,则协助患者取左侧卧位,使气体浮向右心室尖部,避免肺动脉口阻塞,防止出现肺栓塞。

8. 向护士长汇报,网络上报护理不良事件。

◆ 四、整改措施

(一)导管管理

1. 对深静脉导管留置患者做整体评估,包括穿刺位置、留置时间、深度及敷料情况,并妥善固定导管。

2. 对需要进行深静脉置管患者进行导管相关知识宣教。如:在深静脉导管放置期间,避免淋浴,以防止水渗入敷料而引起感染;翻身活动时,注意保护,以防导管滑出;若穿刺点有疼痛、发痒及渗血等异常或不适,则应及时与医护人员联系。

3. 了解患者生活辅助器具情况,尽可能避免使用锐器。

4. 做好班班交接并记录。

(二)宣教内容

1. 与患者及其家属进行有效沟通,了解患者日常生活习惯,在此基础上进行有针对性的宣教。

2. 给化疗患者制订预见性护理计划,如血小板计数低下时的具体预防措施。

3. 宣教时,注意尽量使用通俗易懂的语言,说明一些事情不能做的原因,使患者及其家属知其然也知其所以然。

4. 宣教结束时,评估患者及其家属对宣教内容的掌握情况,必要时再次宣教。

(三)薄弱环节管理

1. 医护人员应知晓各类应急代码及急救系统启动流程。

2. 以文字、流程图、案例演练等形式进行应急流程学习,提高护理人员对意外事件的反应能力。

3. 进行案例讨论,组织学习,总结经验。

4. 做好护理不良事件案例经验教训学习,加强护理人员的风险意识,防患于未然。

◆ 参考文献

[1]王晓慧,陈虹.空气栓塞的诊治[J].临床荟萃,2016,31(4):385-388.

[2]吴崇娟,方红霞,朱惠仙.颈内静脉置管拔管致晕厥的观察与护理[J].皖南医学院学报,2013,32(1):73-75.

（陈佩娜、黄淑群）

案例17：骨折

● 一、案例介绍

患者王某，女，71岁，入院诊断：肺部感染、呼吸衰竭、帕金森病。患者既往有"帕金森病、骨质疏松、左股骨粗隆间骨折"病史。患者于2018年6月2日因反复胸闷气急5天入院。入院后经重症监护、特级护理、心电监护、气管切开、呼吸机辅助通气及胃管鼻饲流质等治疗后，病情较前好转。目前，患者意识不清，格拉斯哥(GCS)评分6(4＋1＋1)分，气管切开，机械通气，脉搏98次/分，呼吸19次/分，血压102/59mmHg，体温36.6℃，被动体位；呼吸运动两侧对称，叩诊清音，呼吸音正常，可闻及少许湿性啰音；心律齐，心音正常，未闻及病理性杂音；腹平坦，包块未及；肝脾肋下未触及；肠鸣音4次/分，移动性浊音阴性；肌张力增高，双手握拳，四肢肌力检查不合作，双侧膝腱反射正常。血常规：白细胞计数10.1×10^9/L，中性粒细胞分类0.765，红细胞计数3.52×10^{12}/L，血红蛋白85g/L，血小板计数275×10^9/L。本院胸部X线片示：慢性支气管炎伴两肺多发感染、两肺膨胀不全；两侧胸腔积液。

因患者神志不清给予特级护理。为预防患者发生皮肤压疮，责任护士每2小时予以翻身。2018年10月28日15:00，责任护士为患者翻身至右侧卧位，并整理了床单位，未见明显异常，患者生命体征平稳。15:44，护士发现患者左手肘部出现肿胀(见图2-17-1)，向医生汇报。医生查看患者患肢后，予以急诊行床旁肘关节正侧位X线检查。床旁X线片示左侧尺骨鹰嘴粉碎性骨折伴脱位；联系骨科会诊后，予以左肘关节石膏固定（见图2-17-2）。

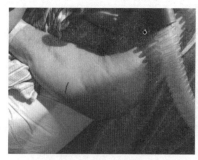

图 2-17-1　肘部肿胀

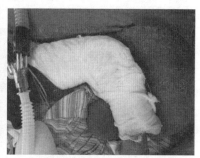

图 2-17-2　石膏固定

二、原因分析

（一）护理人员因素

1. 患者入科前既往史有骨质疏松多年、骨折多次。责任护士对患者的既往史不了解，因此没有及时关注和重视。

2. 患者长时间卧床，导致双上肢僵直，肌张力高，责任护士每次翻身后难以查看患者屈曲肢体情况。

3. 护士在翻身和整理床单位后，未仔细查看患者肢体情况。

4. 护士在给患者翻身时搬动患者用力不当，易导致骨质疏松患者发生肢体骨折。

（二）生理解剖因素

该老年患者有骨质疏松病史和左股骨粗隆间骨折史，且长时间昏迷，卧位，骨含量丢失多。

（三）疾病因素

患者长期卧床，神志不清，无法表达疼痛感，使护士无法及时判

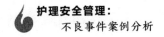
断;同时,患者四肢僵直、屈曲,不能进行自主活动。

三、应急处理

1. 责任护士立即向医生汇报,通知护士长。

2. 医生在查看患者患肢后首先予以上臂固定,联系放射科进行床旁X线检查。

3. 做好患肢情况的交接班,责任护士尤其要注意观察骨折侧肢体肿胀和动脉搏动情况。

4. 翻身时要防止患肢受压。

5. 请骨科医生会诊后,对患肢予以石膏固定。

6. 网络上报护理不良事件。

四、整改措施

(一)改善交接班流程,重视患者既往病史

交接班是保证患者安全和医疗护理连续性的关键环节。交接班过程中,一旦出现沟通障碍就容易导致医疗差错,甚至严重威胁患者的安全。经过文献查阅并结合科室实际情况,实行SBAR(situation,background,assessment and recommendation)交班模式,制定SBAR交接单。S模块包括:患者姓名、性别、年龄、科别、诊断、手术名称。B模块包括:主诉、既往史、过敏史、辅助检查异常结果。A模块包括:生命体征、神志、瞳孔、伤口敷料、各类管道、用药输血、皮肤情况及带入物品等。R模块包括:关注生命体征、胃肠道反应、疼痛、管道、皮肤观察、DVT预防及气道分泌物情况等。患者的既往史等需要详细交班。

(二)制定高危骨折患者风险预警机制

针对高龄、既往有骨折史、激素治疗史、视力减退、体重降低、神经肌肉障碍和吸烟史等易骨折的高危患者,应在床边醒目处悬挂"操作轻柔"或者"高危骨折"等类似警示标识,以对医务人员起到提醒作用。

(三)制定更节力的重症患者翻身方法

对于不能自主活动的重症患者,首先在其身下放置翻身小床单,每次需搬动患者时就只需抬小床单。这样能降低护士的翻身工作量,同时减少护士与患者的接触,降低因翻身导致骨折的风险。同时,增加翻身时护士数量,动作轻柔。

(四)加强教育

因护士工作流动性大,同时 ICU 工作量大,护理人员中低年资护士居多,所以护理风险事件的原因多为护士(特别是新护士)风险意识薄弱,理论知识不扎实,护理知识及经验不足,护患沟通不良,对潜在风险的预见性不够,责任心不强,健康教育不到位等。护士在患者安全管理中发挥重要的作用,护士的素质和能力与护理差错和事故的发生有着直接的联系。医院要定期对护理人员进行护理安全知识的教育培训,并重视对易骨折老年患者的翻身培训。规范各项护理操作流程,修订岗位职责及护士行为标准,重视与患者及其家属的沟通。通过对新护士的风险教育培训,使新护士能正确识别、衡量、评价和处理各种护理风险,提高其管理能力及识别护理风险能力,以保证护理安全和服务质量。提高护士的风险评估能力和安全管理能力,使其尽早发现工作中的薄弱环节和危险因素,将安全隐患消灭在萌芽状态。

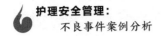
(五)合理人员配置

通过建立护士每日工作量统计表,护士长合理配置护士数量。减少管理高风险患者的护士的管床数,来保证护理质量安全,从而最大限度地发挥护理人员潜能,提高工作质量。

● 参考文献

[1]陈晓翠,曾登芬,何海燕,等.ICU危重症患者的护理风险及其管理对策[J].护理管理杂志,2014,14(4):254-255.

[2]方岩,朱涛,刘文斌,等.影响骨质疏松性骨折的危险因素和评估方法[J].中国骨质疏松杂志,2011,17(10):925-932.

[3]柳会琼.骨折患者体位护理安全问题和对策[J].深圳中西医结合杂志,2015,25(20):146-148.

[4]孙国伟.偏瘫老年人髋部骨折的原因分析[J].中国医药指南,2017,15(1):112-113.

[5]王小玲,卢惠娟,蒋雪妹,等.监护室护士交班模式研究进展[J].护理研究,2016,30(30):3725-3730.

(虞立、陈洁琼)

案例18:跌倒坠床

一、案例介绍

患者张某,男性,89岁。2017年10月13日,因血压升高47年,间断性全身水肿6年,加重10个月收住入院。予以每周3次规律血液透析治疗。10月28日早上,医生查房评估:患者精神一般,体温37.0℃,血压175/69mmHg,指氧饱和度98%,心率60次/分。患者平日血压波动在(160~190)/(60~80)mmHg,未诉明显头痛、头晕等不适。四肢轻度麻木,肢体活动尚好,肌张力无增高,四肢肌力Ⅴ级,双侧膝腱反射正常,巴宾斯基征阴性,双下肢无水肿。双耳听力下降。全身皮肤黏膜无黄染,无皮疹及出血点,颈部、腋下、腹股沟等全身浅表淋巴结未触及肿大。右侧锁骨下可见一长约5cm的血液透析管。左侧胸壁植入心脏起搏器,双肺呼吸音粗,未闻及明显干湿性啰音。心律齐,心脏各瓣膜区未闻及心脏杂音。腹平软,肝脾肋下未触及,肠鸣音4次/分。患者右足急性疼痛,NRS评分2分。予以曲马朵缓释片0.1g,每12小时1次,口服,控制患者疼痛。Barthel指数评定60分,中度依赖,跌倒坠床危险因子评分10分。10月29日8:30,患者按计划去血液透析室行血液透析治疗。11:30安返病房,超滤量2800mL,血压181/76mmHg,指氧饱和度98%,心率60次/分,无头晕、头痛,无胸闷、气促等不适。18:40,患者想上厕所,呼叫陪护,因陪护人员不在病房,患者自行将床栏拉下,侧着起身去找地上的拖鞋,由于侧身过度从床上跌落到地面,当时头着地,双下肢挂在床沿上。患者鼻梁处有一大小约为1cm×1cm的皮肤破损,有少量出血。5分钟后,右侧眉弓处出现大小约为2cm×4cm的皮下血肿,伴压痛,NRS评分2分,余头颅及面部未见损伤或皮下血肿,无头晕、头痛、黑矇、晕厥,无肢体活动障碍,无恶心、呕吐等不适。

● 二、原因分析

(一)人员因素

1. 夜间护士少,当时忙于治疗,未及时巡视关注患者。

2. 责任护士注重对陪护人员的宣教,但疏于对患者自身的宣教。

3. 陪护人员离开病房未告知护士。

4. 老年患者不重视对跌倒坠床事件的防范,存在不好意思麻烦医护人员的心理,认为自己的身体状况可以而采取单独活动。

(二)疾病因素

1. 患者年老,各种生理机能减退,反应能力下降,运动协调能力及平衡能力较差。

2. 患者右足有疼痛,且四肢轻微麻木,双下肢乏力。

3. 患者有高血压性心脏病、糖尿病、肾衰竭,长期血液透析,卧床过久,容易因体位突然改变而出现头昏、低血糖、身体虚弱等症状。

4. 患者为老年人,因前列腺增生有尿频、尿急现象,有尿意时无法憋尿。

(三)环境因素

1. 患者为老年人,Barthel评分为60分,自理能力为中度依赖。患者起身拿拖鞋时无陪护人员帮忙,双手未扶好床头柜;而拖鞋放在床底下，不容易被拿到。

2. 病房内只开床头灯，灯光昏暗，影响患者找鞋。

3. 患者床旁未备尿壶，或尿壶使用不习惯。

4. 病床比较窄，患者翻身时可利用面积不够，比较容易发生坠床。

◆ 三、应急处理

1. 立即评估患者。患者神志清醒，瞳孔对光反射灵敏、等大等圆，鼻梁处有一大小约为 $1cm \times 1cm$ 的皮肤破损，有少量出血。两名陪护人员一起将患者搀扶到床上。测生命体征，血压 192/74mmHg，指氧饱和度99%，心率60次/分，予鼻导管吸氧 2L/min。

2. 立即通知值班医生。

3. 5分钟后，患者右侧眉弓处出现大小约为 $2cm \times 4cm$ 的皮下血肿，伴压痛，NRS评分为2分，余头颅及面部未见损伤或皮下血肿，无头晕、头痛、黑矇、晕厥，无肢体活动障碍，无恶心、呕吐等不适。医嘱予以冰块冷敷患处，改Ⅰ级护理，密切观察患者神志及生命体征变化。

4. 颅脑CT＋颌面部CT平扫结果如下。①右侧额部皮下血肿，余颅内当时未见明显挫伤及出血征象；②颌面部组成骨未见明显骨折及脱位征象。

5. 通知家属，嘱患者卧床休息，加强对患者、家属及陪护人员的宣教。

6. 做好跌倒坠床护理记录，向护士长汇报。

7. 科内进行讨论，网络上报不良事件。

◆ 四、整改措施

1. 对生活自理能力轻、中度依赖者及其陪护人员，加强培训和

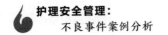

宣教。建立良好的护患关系,告知患者跌倒坠床的危险性,向患者提供呼叫及寻求帮助的方法。提高护工的陪护防护意识,要求积极配合护士工作,外出时务必告知当班护士。同时,护士加强对高危跌倒坠床患者的巡视及宣教,必要时主动询问患者有无大小便等需要,并及时予以满足,尽量减少患者单独下床活动的机会。

2. 对于高危跌倒坠床患者,要充分应用保护性床栏,如:床栏要用绷带等约束,使患者不能随意放下床栏。

3. 患者的鞋子、拐杖等放在方便取放的位置,同时关注床的高度,以患者坐在床缘时脚不悬空为宜。

◆ 参考文献

[1]刘晓萱,杜红娣,成慧.住院患者跌倒预防知识、态度及行为的研究[J].中国现代护理杂志,2015,21(31):3762-3767.

[2]马燕,张盈,王兴蓉,等.干部保健科老年患者跌倒原因分析与对策[J].临床护理,2013,10(28):290.

[3]王思思.老年科住院患者坠床跌倒原因分析及对策[J].护理研究,2015,9(14):237.

[4]萧蕊英.2012年神经外科住院患者跌倒不良事件原因分析及护理对策[J].中国实用护理杂志,2014,30(4):173-174.

[5]阎蕾.应用特性要因图法分析住院患者跌倒原因[J].护理研究,2014,28(10):3546-3548.

(鲍郸娜、叶芳荃)

案例19：微泵意外滑落致患者外伤

◉ 一、案例介绍

患者章某，男，64岁，诊断为肝炎后肝硬化失代偿期、肝占位。2018年4月3日，患者因并发休克，神志模糊，病情危重，转急诊重症监护室（Emergency Intensive Care Unit, EICU）进一步治疗。转运工具为院内转运救护车，转运途中用一路多巴胺微泵维持，两路输液静滴，鼻导管吸氧。途中由一名医生和一名护士陪同，另有3名家属陪同护送。其中医生护士坐在患者头端观察患者情况，另两名家属坐在患者左侧，一名家属坐在患者右侧。转运随同携带的抢救仪器有4L氧气钢瓶一个，双道微泵一个。患者体形偏胖，转运床偏小，上车后氧气瓶由左侧一名家属手持，微泵放置在患者头端右上方（距离患者头部落差60cm左右）的柜台上，微泵没有固定。车辆转弯时，微泵滑落，蹭刮到患者头部。立即查看：患者头部右顶处约4cm长的头皮挫裂伤伴局部渗血。立即予以无菌棉球压迫止血，测血压147/111mmHg，心率115次/分，血氧饱和度99%。继续送往EICU进一步抢救。

◉ 二、原因分析

（一）人员因素

1. 医护人员转运危重患者经验不足，缺乏预见性及应急处理能力。

2. 驾驶员转弯时未减慢速度,风险防范意识不足。

3. 患者病情危重,急于送往EICU进一步抢救。

(二)管理因素

1. 未就危重患者转运管理制度进行规范化培训。

2. 未严格按照危重患者转运管理制度执行。

3. 未对驾驶员规范化培训转运车管理制度。

(三)设施因素

1. 患者由院内救护车转运,未呼叫120专用救护车。

2. 转运途中未妥善固定抢救仪器。

3. 救护车上有微泵和氧气筒固定放置位置,但位置设置不合理、使用不方便。

(四)环境因素

1. 途中车辆遇到颠簸。

2. 微泵放置在无固定措施的台板上,容易滑落。

三、应急处理

1. 患者局部紧急压迫止血,测量生命体征,固定抢救仪器。

2. 继续将患者送往EICU进一步抢救。

四、整改措施

1. 立即组织科内医护人员对危重患者转运管理制度进行深入学习,根据制度对目前存在的问题进行积极整改。

2. 组织学习并熟悉转运车的布局及配备的仪器设备。

3. 医护人员在危重患者转运途中要保证处于患者头端位置,便于观察患者。

4. 转运过程中,医护人员要在确保各项仪器设备有效运行的同时,妥善固定仪器设备,禁止随意摆放(见图2-19-1)。

5. 与院内救护车负责部门联合整改,重新设计车内急救仪器设备安放位置,以方便转运途中使用。

6. 危重患者转运尽可能安排经验丰富的医护人员陪同,以应对途中的突发状况。

7. 加强医护人员对危重患者转运的风险意识。转运前对患者病情变化及可能发生的情况做好充分评估;备齐常用抢救药品及急救器材,并检查确保其工作性能;固定好各种管路,防止管道滑脱;固定好各种仪器设备,防止转运途中颠簸等导致意外发生。

8. 组织驾驶员学习转运车管理制度,遇路面颠簸及转弯时要放慢车速。

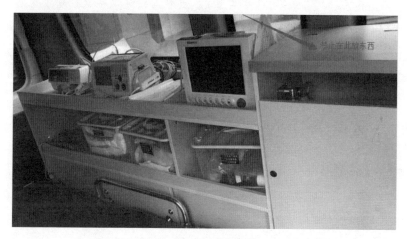

图2-19-1 转运车内仪器设备合理安置示意

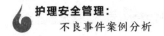 参考文献

[1]陈宏侠.探讨急危重患者院内转运的护理措施[J].临床医学研究与实践,2016,1(19):192-193.

[2]纪天亮,王新新.持续质量改进在危重患者转运过程中的应用[J].中国组织工程研究,2014,(5):80.

[3]马奎清,王学丽,金善花.QCC在降低院内转运危重患者不良事件发生中的应用及效果评价[J].养生保健指南,2018,(23):374.

[4]梅彰桢.基层医院急诊危重患者院内转运不良事件原因分析及对策[J].护理学杂志,2015,30(5):51-53.

[5]杨林芳.品管圈在急诊危重患者安全转运中的应用效果评价[J].中国卫生产业,2017,14(35):58-59.

[6]张丽华,张锦丽,陈肖玉.品质管理圈活动在ICU危重患者转运中的应用[J].世界最新医学信息文摘(连续型电子期刊),2015,15(19):103.

（徐敏莉）

案例20：老年患者灌肠后肠穿孔

患者杨某,男,79岁,诊断为右股骨粗隆间骨折。患者右股骨粗隆间骨折内固定术后2天,因需行前列腺磁共振检查,而检查前需做好肠道清洁,所以医嘱予以清洁灌肠。8:25,护士配置肥皂水灌肠液500mL。确认患者身份后,嘱家属协助其取左侧卧位。翻身时,患者诉右髋部切口疼痛,NRS评分5分,一直喊叫。护士将肛管用液状石蜡润滑后插入约3cm时,患者极其抗拒,诉切口疼痛不适。调整体位后,再次插入约6cm时,患者诉尿急,家属协助其排尿。患者排尿时躯体有明显弯曲,较烦躁。嘱患者放松心情,安静后予以缓慢灌入灌肠液。过程中,患者诉小便解不出,肚子不适。8:45,拔除肛管后,患者诉肛周疼痛,疼痛数字评分(NRS)2分,肛管上未见血液,患者仍诉小便解不出。8:50,患者诉左下腹持续性胀痛,NRS评分3分。查体示:腹软,下腹轻压痛,无反跳痛及肌紧张,膀胱略充盈。监测生命体征:血压190/88mmHg,脉搏72次/分,指氧饱和度97%。9:10,请肛肠科会诊,遵医嘱留置导尿,引出约300mL尿液,色清,后引流出乳糜样尿液,量约50mL。血压152/73mmHg,脉搏78次/分,指氧饱和度98%。17:20,患者大便仍未解,向医生报告。急行腹部CT平扫,示:①盆腔多发游离气体,提示肠道空腔脏器破裂,骶前间隙及双侧盆壁肿胀;②盆腔少量积液。考虑灌肠后肠穿孔的可能性大,请普外科会诊,建议剖腹探查。立即做好术前准备,将患者送入手术室并进行手术治疗。

● 二、原因分析

(一)护理人员因素

1. 操作护士曾多次进行灌肠操作,感觉自己完全能胜任该项操作,主观意识较强烈,导致麻痹大意,忽略对患者的客观评估。

2. 操作护士对直肠的解剖学特点认识不足,同时也未认识到个体化差异的存在,在操作时单凭经验,导致患者出现肠穿孔现象。

3. 操作护士对患者病情变化缺乏客观判断能力。灌肠过程中,患者从切口疼痛到腹部疼痛到排尿困难,各种主诉,混淆了护士的思路,导致其无法尽早做出正确的判断。

4. 护理人员缺乏人文关怀意识,忽视患者的主观感受,对患者的疼痛反馈未做出合理的评估与干预。在患者切口疼痛 NRS 评分 5 分的情况下进行灌肠操作,使患者情绪更加紧张,身体抵抗明显,导致灌肠出现并发症。

(二)患者因素

1. 患者为老年人,身体机能下降,相关组织功能减弱,肠壁比较薄弱,局部直肠组织松弛,甚至出现肠壁皱折的情况,导致在进行灌肠时,肛管接触患者直肠壁而引起肠道损伤。

2. 患者为老年人,交感神经兴奋性减弱,未出现脉搏细速、面色苍白、出冷汗、剧烈腹痛、心慌等明显的肠穿孔症状,干扰了医生和护士的判断。

3. 患者因右股骨粗隆间骨折内固定术后 2 天,摆体位时致切口疼痛明显,并且其对灌肠治疗过程不完全了解,以致在灌肠时情绪过度紧张,引起肛门括约肌收缩,进而导致操作不顺利,阻力较大。

(三)肛管因素

1. 对该患者采用了一次性灌肠器配置的肛管,肛管材质较为粗硬,且肛管头端质地厚实呈锥形,易致患者有明显不适感而抗拒、屏气,阻碍插管顺利进行。

2. 肛管材质为聚氯乙烯(polyvinyl chloride,PVC),在寒冷的环境中容易变硬,插入时容易刺激肠壁而导致损伤。

(四)操作因素

1. 护士在灌肠操作时只用了一支10mL的瓶装液状石蜡,并将其倒入纱布中,因纱布的吸收性能强,液状石蜡充分被吸收,致使用纱布擦拭润滑肛管时液状石蜡量不够而肛管润滑不够充分。

2. 操作力度控制不当,未根据患者年龄及身体状况适当地调整插管力度。

● 三、应急处理

1. 立即向医生及护士长汇报。

2. 密切观察患者腹部体征变化;观察有无排便现象,如有排便,则应关注大便性状以及颜色变化。

3. 请肛肠科医生会诊,行下腹部CT检查。

4. 做好心理护理,耐心安慰患者,稳定患者情绪,做好沟通工作。

5. 做好术前准备,护送患者入手术室。

6. 详细记录病情发生发展过程,做好交接。

7. 保留灌肠工具,网络上报护理不良事件。

8. 科内进行护理不良事件讨论分析。

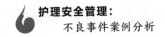

四、整改措施

1. 组织护士学习直肠解剖学知识,使护士能够熟练掌握5个直肠弯曲、3个直肠横襞的位置,能对年龄、疾病等因素导致的病理性直肠解剖变异做出评估。加强关于各类灌肠护理操作知识点的培训,提升护理人员的操作规范性和专业度。

2. 严格掌握灌肠的适应证和禁忌证。对实施灌肠的患者,在灌肠前应认真做出评估和分析。对有疼痛的患者,选择合适的疼痛工具进行评估。对 NRS 评分 ≥4 分者,应先妥善处理疼痛后,再进行灌肠操作,以免患者因疼痛刺激而增加恐惧感,掩盖因灌肠导致的各种不适感。

3. 灌肠因涉及患者隐私部位,会让患者产生羞涩感,从而增加不适,故灌肠前要与患者充分沟通,使其了解灌肠的意义及整个步骤,减轻护理操作的陌生感及恐惧感,获得患者的充分配合。

4. 在用 10mL 瓶装液状石蜡时,可将液状石蜡倒于弯盘内,将肛管浸入液状石蜡内以便充分润滑肛管。

5. 护理人员要严格遵守操作规程。插肛管时,充分润滑肛管。如在寒冷季节,应先将肛管用热水温软后再使用,并要缓慢、旋转插入 7~10cm,遇到阻力时不可强行插入。若患者过度紧张,腹压过高,则嘱患者深呼吸或大口哈气,放松心情,减小腹压后再行操作。

6. 在操作过程中,护理人员应严密观察患者的临床表现,认真听取患者的反馈,并根据患者实际状况控制插入力度。

7. 当老年患者无法耐受常规肛管操作时,可使用软、细、刺激性小的肛管,或选用一次性吸痰管进行操作。一次性吸痰管材质柔韧、管腔细,对肛门括约肌及直肠刺激性小,阻力小,易于插入肛门,并可通过肠道的弯曲,不易擦伤肠壁,从而减轻患者痛苦及恐惧心理,增加患者的舒适度,更易被患者接受。

8. 在灌肠操作过程中,护理人员需随时向患者解释操作的每个步骤、可能出现的不适以及如何配合。当患者肛门括约肌严重收缩时,可加强对患者的言语安抚,待患者肛门括约肌松弛后再插入肛管。

♦ 参考文献

[1]陈明慧,李君久,肖梅.灌肠致医源性直肠穿孔原因分析及护理[J].全科护理,2013,11(3):619-620.

[2]郭珍,周露,曾紫平,等.2例灌肠后肠穿孔的原因分析及护理[J].当代医学,2016,22(25):80-81.

[3]胡瑞萍,王云霞,李亚峰.术前清洁灌肠致肠穿孔1例分析[J].中国误诊学杂志,2010,10(19):4782.

[4]何春晓,沈珂.盆腔器官脱垂患者清洁灌肠致肠穿孔的临床护理探讨[J].解放军护理杂志,2017,34(17):62-63.

（宓莹燕）

案例21：恶性肿瘤患者灌肠致肠穿孔

● 一、案例介绍

患者张某，女，65岁，15个月余前因"回盲部恶性肿瘤"行"根治性右半结肠切除术"，术后恢复可。术后病理示：右半结肠癌，可符合中-低分化腺癌（2个），癌组织均浸润肠壁全层（至纤维脂肪组织中）；肠周淋巴结（3/18枚）见癌转移，另可见癌结节（2枚）。7个月前，复查胸部CT提示肺部转移瘤，故于2017年4月5日至9月6日行全身静脉化疗8次，方案为"伊立替康280mg＋贝伐珠单抗针400mg静脉滴注"，化疗不良反应轻，尚可耐受，顺利出院。2017年9月27日至10月18日，行全身静脉化疗2次，方案调整为"贝伐珠单抗400mg静脉滴注＋卡培他滨片1.5g口服"，化疗不良反应轻，顺利出院。此次行术后化疗，拟"①恶性肿瘤维持性化学治疗；②结肠恶性肿瘤个人史；③肺部多发转移瘤"收入肛肠科。入院时，患者无发热，肛门排气、排便通畅，大便稀软不成形，无血便、黑便及黏液脓血便。2017年11月8日，日间行贝伐珠单抗400mg静脉滴注＋卡培他滨片1.5g口服，晚间行腹部增强CT检查，医嘱予以生理盐水清洁灌肠1次。护士用洁瑞一次性灌肠包灌肠，准备灌肠液（温生理盐水）约800mL，挂于输液架上，高度约距患者臀部80cm。灌肠时，先用液状石蜡润滑肛管，让患者取侧卧位，一次性顺利插入肛管约10cm，无阻力感。当时，患者也未诉不适。灌肠完毕后，肛管退出未见出血。灌肠过程中，护士未询问患者感受，患者也未诉有腹部不适。灌肠后5分钟左右，患者如厕，家属反映患有解血便,查看后发现出血量约20mL,色鲜红,无腹痛、腹胀,立即向医生汇报,无特殊处理。事后,家属回忆诉当时患者起身上厕所时,发现垫在患者臀部下的毛巾上也有少量鲜血。11月9日10:26,放射科电话通知报危急值:该患者下腹部CT:直乙结肠区-直肠肠壁略肿胀,直乙结肠交界区肠壁强化较明显,直肠黏膜强化完整,周围肠壁强化减弱,直肠系膜区积液、积气,气体达括约肌间隙,小部分达皮下肠穿孔? 立即向主管医生汇报,医嘱予以一级护理、禁食、心电监护,急抽血化验。查急诊血常规:白细胞计数 14.0×10^9/L,中性粒细胞分类0.810,淋巴细胞分类0.109,血红蛋白112g/L;查急诊大生化系列:门冬氨酸转移酶87U/L,谷丙转氨酶126U/L,超敏C反应蛋白8.40mg/L。做好术前准备,行急诊剖腹探查术＋肠造瘘术。

💧 二、原因分析

(一)护士因素

护士对自己熟悉的灌肠操作过于自信,灌肠过程中忽略对患者的客观评估。护士经验不足,在操作前对患者自身疾病评估不足,未能很好地预见对长期使用贝伐珠单抗化疗患者进行灌肠时可能出现的并发症,对直肠的解剖学特点了解不全面。灌肠操作时,插入肛管的力度、角度、深度不当也容易导致肠穿孔的发生。

(二)患者因素

患者年龄偏大,且为肿瘤术后化疗患者,身体机能相对较弱,且长期使用贝伐珠单抗静脉化疗。贝伐珠单抗的不良反应包括出血、胃肠道穿孔等。另外,此类患者本身可能存在直肠病变,如肠壁薄弱、肠道肿瘤、肠道炎症、肠道溃疡等情况,进行灌肠操作时容易发生肠穿孔。

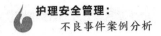
(三)材料因素

所使用的灌肠用物为一次性灌肠包,其中一次性肛管为透明塑料制品,材质比较粗硬,不易随肠腔的走向而改变方向,也容易损伤肠壁。其在寒冷的环境中也易变硬,增加了对直肠壁的摩擦;或因肛管润滑不够,插入时刺激直肠壁易导致损伤。

三、应急处理

1. 立即向医生及护士长汇报,遵医嘱予以禁食、吸氧、心电监护,停用贝伐珠单抗和卡培他滨,监测患者生命体征,观察患者腹部体征变化,有无腹胀、腹痛等不适。

2. 做好患者及其家属的心理护理,缓解其焦虑情绪,安心等待手术。

3. 做好术前准备工作。

4. 记录病情发展过程,做好交接工作。

5. 网络上报护理不良事件。

6. 科内组织护理不良事件讨论分析,讨论整改方案,吸取经验教训。

四、整改措施

1. 护士应加强对专科知识的学习。对灌肠操作可能出现的并发症应有高度的警惕性和一定的预见性,提高自身操作水平。操作时,应加强人性化服务,主动询问患者有无不适,动作应轻柔,切忌粗暴。护理人员要熟练掌握灌肠技术,肛管应顺肠道纵轴方向缓慢进入7～10cm;当遇阻力时,不要强行插入,可稍稍旋转一下肛管,再试着轻柔插入。

2. 严格掌握灌肠的禁忌证和适应证。操作前对患者进行评估，首诊医生要认真细致地为患者做全面体格检查，若发现患者存在邻近器官疾病或肠道病变，应提醒护士在灌肠时注意，减少不必要的灌肠操作；灌肠前，护士要全面评估患者病情、耐受力、配合程度及心理状态。

3. 操作前向患者做好解释工作，使之了解灌肠的目的、操作过程，解除患者思想顾虑及紧张情绪。患者恐惧、紧张，可致提肛肌收缩、肛门外括约肌痉挛，使肛管插入困难，同时患者扭动又可能改变肛管的插入方向。在解除患者的紧张情绪后，患者才能安静配合灌肠。

4. 选择合适的肛管。如年纪大、肠道存在病变的患者不能耐受一般肛管，则可选用一次性吸痰管作为肛管来进行灌肠；在灌肠前，用液状石蜡充分滑润肛管头端；如遇寒冷季节，应先将肛管温软后再用；灌肠液温度要适宜。

5. 用手指探查插肛管法灌肠，即借鉴医生直肠指诊的方法，右手示指润滑后引导肛管共同插入肛门，尽量送至深处，示指退出，再继续送入肛管，后按正常灌肠程序注入灌肠液。由于直肠的解剖特点，肛管进入肛门后，在直肠齿状线处容易进入肛窦，过了齿状线还有多个直肠瓣，都会导致肛管行进受阻。而手指探查插肛管法灌肠的优势有：①手指温度、质感更容易被接受，可以缓解肛门紧闭；②手指在直肠内容易避过肛瓣等解剖阻力；③起到直肠指诊的作用，及时发现直肠内病变，避免发生穿孔、出血等。

6. 操作过程中随时观察患者的面色、意识、腹痛等情况，不断询问患者的耐受情况及不适主诉，若发现患者脉速、面色苍白、出冷汗、剧烈腹痛、心慌、气急等，应立即停止操作并及时报告医生，还应注意观察出入液量是否相等。灌肠后记录溶液种类、保留时间，排出粪便的量、颜色、性状，以及患者情况等。

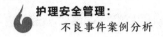 **参考文献**

[1]李华,梁秀兰.1例灌肠致肠穿孔的经验教训及预防对策[J].中外健康文摘,2014,(10):295.

[2]徐敬朴,孔薇,代文婷,等.贝伐珠单抗致严重肠穿孔[J].药物不良反应杂志,2015,17(4):310-311.

[3]岳利霞,李翠翠,王晶晶,等.手指探查插肛管法灌肠在肿瘤患者化疗期间并发便秘中的应用效果观察[J].中华现代护理杂志,2014,20(18):2284-2286.

[4]张丽华,屠银云.特殊情况下灌肠后肠穿孔的原因分析及护理[J].现代中西医结合杂志,2008,17(23):3687-3688.

[5]张丽华,屠银云.肿瘤手术放化疗后灌肠致肠穿孔3例临床分析[J].中国肛肠病杂志,2008,28(6):23-25.

[6]张月芹.大量不保留灌肠致肠穿孔1例教训分析[J].医学信息,2015,28(41):440.

（陈蓓蕾、王晶晶）

案例22：深静脉导管意外脱出

一、案例介绍

　　患者李某，女，49岁，入院诊断为右下腹包块。患者因"腹痛伴腹泻6个月余"入院。查腹部增强CT示"末端回肠、升结肠下段、盲肠、乙状结肠粘连，肠壁肿胀；多系阑尾炎局部脓肿形成，可能同时合并肿瘤；右输尿管被包埋，继发输尿管肾盂积水"。肠镜示"进镜20cm后，肠道粘连至肠腔固定，镜身未能通过"。2016年6月22日，患者在全麻下行"双侧输尿管支架置入＋腹腔肿块切除＋回盲部切除吻合＋直肠切除乙状结肠造瘘＋右侧附件切除术"。术后诊断：①右下腹包块；②继发输尿管肾盂积水。术后转ICU进一步治疗。6月24日，将患者转回病房。转入时，患者体温38.2℃，带入右颈内深静脉导管一根，置入9cm，用透明敷料粘贴固定。当日，责任护士予以更换透明敷贴并重新固定。6月25—27日，患者断断续续出现低热，最高体温37.8℃，患者术后体能虚弱，易出虚汗。6月28日，责任护士观察深静脉导管敷贴有少许卷边，穿刺处有少许陈旧性渗血。因未到更换日期，责任护士认为不影响敷贴对导管的固定性能，遂未给患者更换深静脉导管敷贴。6月29日18:00，患者体温36.5℃，Barthel评分轻度依赖，当时家属陪护；19:30，患者在家属协助下在床上自行洗漱，当时深静脉导管一路连接输液皮管，患者擦脸擦颈部过程中手不慎缠绕输液皮管而将整根导管拉出。当时患者无胸闷、气促，无其他不适主诉，护士在穿刺点予以无菌敷贴覆盖并按压。

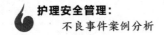

二、原因分析

(一)人员因素

1. 患者出汗较多,敷贴有卷边,穿刺处有少许陈旧性渗血、渗液,导致敷贴未能有效固定导管,使导管未得到有效保护而易滑脱。

2. 颈部皮下组织少,皮肤松弛不平整,且颈部活动度大,敷贴容易卷边而与皮肤分离。

3. 护理人员巡视不仔细或不到位,对深静脉导管固定不够重视,没有细心观察导管固定情况,未能及时更换无效固定的敷贴,没有充分评估意外拔管的危险因素,导管护理意识薄弱。

4. 对患者及其家属的导管维护宣教流于形式,患者及其家属对导管的保护意识淡薄。

5. 患者晨晚间梳洗活动增多,增加导管滑脱的概率。

(二)机械因素

1. 外力牵拉的作用。患者洗漱擦脸时手部不慎缠绕输液皮管致使导管滑脱。

2. 深静脉导管连接输液皮管,管路长,管路未放置妥当。患者在进行日常生活自理活动时,手臂容易缠绕输液皮管,稍有不慎就有发生导管滑脱的风险。

(三)置管因素

1. 深静脉导管置入9cm,外露导管较长,未对外露部分采取固定措施,增加了发生导管滑脱的风险。

2. 患者深静脉导管直接经皮穿刺,未用缝线固定,仅靠外用敷贴固定。

三、应急处理

1. 评估拔管处皮肤有无渗血、渗液，检查导管的完整性。用蘸有聚维酮碘溶液的棉签消毒穿刺处及周围皮肤，并用无菌敷贴覆盖穿刺点，用透明薄膜封闭，嘱家属按压10分钟以上，敷贴覆盖48小时以上。期间保持敷料干燥密闭。

2. 嘱患者卧床休息，监测生命体征，关注患者有无胸闷、气促等不适，有无口唇、颜面发绀现象，及早发现因拔管不当引起的空气栓塞并发症。

3. 立即向医生及护士长汇报，网络上报护理不良事件。

4. 做好交接班，观察患者拔管处敷料有无渗血渗液，敷贴覆盖是否牢固，观察患者有无不适主诉。

四、整改措施

1. 分析导管滑脱的根本原因，提高护士对导管滑脱风险的评估能力。加强巡视与交接班，做好每班床旁交接，包括深静脉导管的置入深度、敷贴固定情况、穿刺处有无渗血渗液情况等，做到防控双管齐下。

2. 识别导管滑脱的高危人群，如意识不清、躁动不安、凝血功能差、易出汗等患者。对于有输液的深静脉导管患者，输液期间应加强巡视，加强宣教，进行重点观察防护。

3. 加强对患者及其家属的导管管理宣教，增强其对深静脉导管重要性的认识，提高患者自护能力，增强患者依从性，使其积极配合治疗。告知患者及其家属在进行洗漱和其他活动时，应妥善安置导管，将连接深静脉导管的输液皮管放于患者背侧，从而降低患者手部活动时缠绕导管的概率。

4. 每周更换导管敷贴,如敷贴有卷边、穿刺处有渗血渗液及影响敷贴固定牢固度的情况,应及时更换敷贴。

5. 规范深静脉导管的有效固定方法,并做好培训,全科室护士人人需掌握并要落实到护理工作中。

6. 规范操作。待聚维酮碘溶液完全干燥后再覆盖敷贴,增强无菌敷贴的粘贴性能。粘贴时,需无张力粘贴,确保患者颈部的活动度。

7. 改进导管固定材料及固定方法。穿刺处选择用具有粘贴性强、透气性良好、留置时间长等优点的3M透明薄膜敷贴固定,再用3M弹力胶布对外露的导管进行"U"形固定,以双重固定法加强导管固定的牢固性(见图2-22-1)。

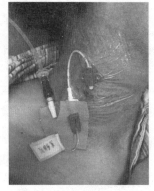

图2-22-1 深静脉导管加强固定

参考文献

[1]刘良英,梁珍,张希.外科患者非计划性拔管根本原因分析及护理对策[J].现代诊断与治疗,2015,26(14):3335-3336.

[2]刘雪英,陈东亮,范子琅,等.规范化护理在深静脉导管危重患者中的临床效果[J].检验医学与临床,2018,15(16):2482-2483.

[3]魏素萍,刘显玉,江群.肿瘤患者中心静脉置管后非计划拔管原因与对策[J].中国医药导报,2009,6(24):147-148.

[4]徐杨燕,杜秋月,陈美珠.深静脉导管胸腔引流术非计划性拔管原因与护理对策[J].中国民康医学,2013,25(8):72-73.

(王晶晶、陈蓓蕾)

案例23:胃造瘘管意外滑脱

● 一、案例介绍

患者石某,男,67岁,因"鼻咽癌放疗术后15年,头痛伴口腔异味3个月余"于2018年4月28日收住入院。入院诊断:鼻咽癌放化疗后复发,胃造瘘术后,鼻咽炎。入院时,患者神志清,坠床跌倒危险因素评分2分,压疮危险因素评分23分,Barthel指数评分85分,BMI指数19.03kg/m²,营养评分1分,带入胃造瘘管一根(患者因经口进食困难,经胃造瘘管肠内营养已2月余),置管固定妥当,管路通畅,敷料干燥,无渗血渗液。辅助检查:白细胞计数$11.9×10^9$/L,红细胞计数$3.33×10^{12}$/L,血红蛋白110g/L,血小板计数$251×10^9$/L,白蛋白35.4g/L。

2018年5月8日,患者出现频繁呕吐,考虑为胃排空障碍导致的胃动力紊乱综合征,医嘱予以禁食,改胃造瘘管处胃肠减压。当日,胃肠减压处引流出黄绿色液体约150mL。2018年5月20日9:06,当班护士在更换胃肠减压器时发现,胃肠减压器与胃造瘘管连接后立刻鼓起。胃肠减压器负压功能检测正常,管路完整,顶端仍置于体内。向医生汇报,请普外科会诊,发现导管顶端部分已脱离胃部。因患者胃动力差,体能虚弱,家属拒绝再次置管。医生予以拔管,消毒后缝合。

二、原因分析

(一)护理人员因素

1. 患者处于肿瘤晚期,胃造瘘管已置管2月余。入院前,该造瘘管由家属日常维护,家属有维护导管的技能,因此责任护士不够重视。

2. 造瘘管外露部分未做标记,无法明确导管是否有外移。

3. 护理交接不全,未评估导管情况。

4. 未对患者及其家属进一步加强导管安全宣教。

5. 对护理人员的培训力度不够,管道护理知识缺乏,对导管滑脱的风险防范意识差。

(二)患者因素

患者的胃造瘘管留置时间长,起床活动或翻身时可能牵拉到导管,导致胃造瘘管移位。

(三)置管因素

1. 患者胃造瘘管直接经皮穿刺留置,仅用缝线固定,不够牢固,易松脱。

2. 胃肠造瘘管上无刻度显示,不能明确置管深度。

三、应急处理

1. 立即协助患者保持合适体位,安慰患者。

2. 通知值班医生,观察患者生命体征。

3. 协助医生拔除胃肠造瘘管,观察导管是否完整,做好伤口处理。

4. 立即向医生及护士长汇报，网络上报护理不良事件。

5. 做好交接班，观察患者敷料渗血、渗液情况，以及有无腹痛腹胀、胸闷气促等不适。

6. 密切监测患者病情变化，请普外科医生会诊并跟踪处理。

◆ 四、整改措施

1. 明确标识。责任护士对置管、带管入院或转入患者的导管进行标识，根据风险级别粘贴不同颜色的标识，准确填写导管名称、置入长度、置管时间、患者姓名，并在床头插上"防导管滑脱"的标识。

2. 导管选择。本次滑脱的胃造瘘管为直接经皮穿刺留置的导管，为普通的橡皮管，操作简便，但仅用缝线固定，易滑脱，且导管上无刻度显示，无法及时发现导管外移风险。目前，经皮内镜下胃造瘘技术发展成熟，创伤小，恢复快，且胃内及腹部皮肤处均有内外垫片固定，可有效降低胃造瘘管滑脱的风险。

3. 导管固定。尽量采取"U"形固定法将导管固定于腹壁。在滴注肠内营养，需要患者改变体位或翻转身体之前，先固定好导管。

4. 导管评估。对于新置管及带入的导管，责任护士在做好导管标识的同时应记录导管的长度，对没有刻度的导管做好外露标记，便于评估及观察导管情况。

5. 加强宣教。健康教育欠缺是导致导管滑脱的一项重要因素。健康教育的知识和信息是患者建立积极的态度并改变健康行为的基础。因此，患者及其家属需要充分了解导管维护的重要性，以积极正确的态度维护导管。对于带入导管的患者不能麻痹大意，也需对患者及其家属进行健康教育，充分发挥家属在预防导管滑脱中的作用。

6. 落实交接。2014年最新版护理分级标准明确了分级护理原则及要求：一级护理，每小时巡视患者1次；二级护理，每2小时巡视1次；三级护理，每3小时巡视1次。在目前大健康背景下，护理信息化管理将是必然趋势。目前，通过信息化手段，把分级护理巡视内容导入PDA，落实床边交接，使护理交接工作更加直观，提高交接效率。同时，督促护士到患者床边观察病情，让患者感受到护理人员主动的关心，满足患者被关注的需要，提高患者的满意度。

7. 加强脱管后的紧急处理和应对方式。在发生高危患者脱管后，应按照导管滑脱的应急预案紧急处理，积极采取补救措施，并及时告知医生，观察并发症，及时上报护士长、科护士长及护理部。对责任人和发生原因进行客观分析，共同制定预防纠正措施，并观察落实效果。

参考文献

[1]曹家燕.121例导管滑脱不良事件原因分析及防范对策[J].护理学报,2016,23(4):47-49.

[2]高荷娟.分级护理巡视记录单的设计以及使用此单对提高肝胆外科护理质量的作用[J].实用临床护理学电子杂志,2017,2(8):174-177.

[3]李代京,张红宇,靳桂芳,等.导管滑脱风险评估在肝胆外科的临床应用[J].中国肝脏病杂志(电子版),2015,7(4):97-100.

[4]毛丽洁,郑秀云,赵思思,等.ICU气管插管患者非计划性拔管的临床特征分析及对策[J].护理学报,2011,18(1):49-51.

（唐莺莺、顾芸芸）

案例24：导尿管堵塞

● 一、案例介绍

　　患者江某，女，81岁，2017年5月13日9:30因"咳嗽咳痰伴胸闷气促两天"入急诊抢救室。入院诊断：肺部感染，呼吸衰竭。入院时，患者神志清，精神软，自诉咳嗽咳痰明显，痰不易咳出，双上肢轻度水肿，双肺湿啰音明显。体温37.4℃，心率119次/分，呼吸20次/分，血压134/85mmHg，指氧饱和度98%；既往有高血压病史，及甲状腺手术史和髋关节置换术史。10:40，动脉血气分析示氧分压190mmHg，二氧化碳分压120mmHg。11:00，患者出现意识模糊，心率109次/分，呼吸21次/分，血压124/69mmHg，指氧饱和度85%。予以紧急气管插管，呼吸机辅助呼吸，并予以咪达唑仑50mg镇静维持治疗，镇静程度评估表（Richmond Agitation Sedation Scale，RASS）评分2分。12:00，考虑患者镇静状态下RASS评分2分、自解小便困难，予以留置导尿，尿色清，引流通畅。5月15日3:00，家属反映尿道口有小便渗出，护士前去查看，发现尿不湿上的确有小便渗出，予以调整尿管位置，告诉家属再继续观察小便渗液情况。6:00，护士再去查看患者导尿管情况，未见明显尿道口渗液情况，观察到引流袋里有尿液约100mL，7:30，交接班时，嘱白班护士再观察尿道口渗液情况。5月15日至5月16日两天内，患者家属间断反映患者存在尿道渗液情况，部分护士给予的回复为患者是老年人，尿道口易松弛，小便渗液属正常情况；部分护士未予以任何解释及处理。5月17日3:30，患者镇静状态下略烦躁，心率134次/分，血压129/

153

72mmHg,指氧饱和度96%,呼吸机辅助呼吸,因心率较快,医生询问家属今天一天的尿量大概多少？家属抱怨小便都外渗了。医生考虑可能为尿管堵塞引起的心率加快和烦躁感,遂更换导尿管。重置尿管后,引流出尿量500mL。4:00,患者心率114次/分,血压94/55mmHg,指氧饱和度98%。5:00,患者心率102次/分,血压93/55mmHg,指氧饱和度99%。

二、原因分析

1. 此患者为滞留在急诊抢救室的危重患者,医嘱没有对液体出入量做要求,故护士对尿量的关注缺失,每班对导尿管的评估也流于形式,看到引流袋里存有尿液就认为导尿管是通畅的。

2. 当患者家属提及小便有渗漏时,护士多认为与老年性尿道松弛相关,漏尿现象属于正常情况,未引起重视。

3. 虽然家属在不同时间段有多次提及尿道渗漏,但抢救室没有固定责班护士,都是轮班护士,对患者的问题没有进行仔细确认。

4. 在得知漏尿的第一时间,护士通过观察来处理,但观察后3小时没看到渗漏,认为可能因为该患者仍有自助控尿能力,所以患者在这3小时没有排尿,但疏忽观察引流袋内尿量有无增加。

5. 在发生渗漏当天有交接班,但交接班护士没有关注导尿管渗漏现象,在此后的多次班班交接中也没有谈及此事。

6. 此患者属于重症患者,应入住重症监护室,但家属选择在抢救室留观。抢救室的特点有患者进出频繁,事情较杂,护士以处理紧急事件为主等,而该患者家属所反馈的问题不存在紧急状态,所以未得到重视,也体现了科室对危重患者细节护理的缺失。

● 三、应急处理

1. 立即拔除原导尿管。
2. 重置导尿管。
3. 观察导尿管的引流情况。
4. 观察患者情绪及生命体征情况。
5. 做好患者及其家属的解释工作。
6. 上报护理不良事件系统。

● 四、整改措施

1. 碰到尿液外漏,首先要分析漏尿的原因。常见的漏尿原因如下。

(1)尿道松弛。老年妇女由于雌激素水平下降,使得尿道黏膜皱褶趋于消失,且盆底肌和尿道括约肌松弛,致尿道松弛,导尿管与患者尿道不能紧密贴合,故易发生漏尿。

(2)导尿管型号过小。

(3)气囊注水量。有体外实验证实,双腔气囊导尿管气囊内注水量增加时,横向直径增加不明显。当气囊注水量不足时,由于气囊漂浮于尿道口上而易发生漏尿。

(4)堵管。堵管分为真性阻塞和假性阻塞。真性阻塞是由于感染造成尿液混浊、沉淀,导致尿管不通畅、无法引流;假性阻塞是由于患者的体位不当或引流袋的位置不当,导尿管被折叠扭曲,从而导致堵管。

(5)其他漏尿原因还有尿路感染、腹压增加、导尿管夹管时间不当及导尿管插入深度等。

从本案例中应反思,针对出现的不同问题应具体分析,分析患

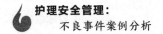
者漏尿的真正原因,并根据不同的原因采取不同的措施。如型号过小,则应从当前型号的导尿管往上递增导尿管型号;若是由气囊过小导致的,则应适当增加气囊注水量;确保引流系统无折叠、扭曲;挤压导尿管,观察引流是否通畅,当无法确定时可夹闭导尿管半小时,半小时后尿量没有增加可考虑为堵管;若为真性堵塞,则应立即更换导尿管。

2. 在评估留置导尿患者的导尿管时应做到全面,既要观察导尿管有无滑脱,又要注意观察尿量和颜色。如引流袋内尿液在数小时内没有增加、患者小腹有膨隆感、神志不清患者在病情无特殊变化的情况下出现烦躁不安等情况,应高度怀疑尿管堵塞。

3. 对于出现的问题,应尽量在第一时间解决。采取标准化医护沟通模式(introduction situation background assessment recommendation, ISBAR)规范交接班,对需要延续关注的问题进行强调。

4. 要重视患者的反馈,做好有效沟通。在护理工作中,护士应主动问询患者的病情变化。当患者家属有异议或问题反馈时,护理人员应重视,千万不能放任不管。

5. 定期组织科室学习。对于此类典型不良事件,应常学习、常思考,不断总结和改进,做到警钟长鸣!

参考文献

[1]钱海兰.女性留置气囊导尿管患者漏尿的原因和对策[J].全科护理,2014,12(16):1457-1459.

[2]孙珊珊,钱瑶.老年留置导尿管患者漏尿原因分析及护理对策[J].中国急救医学,2017,37(z2):248-249.

(金艳艳)

案例25：留置导尿操作错误

一、案例介绍

患者虞某，女，59岁。2016年4月26日拟"肝内外胆管结石、胆囊结石伴急性胆囊炎、急性胆源型胰腺炎"收住入院。完善入院检查后，医嘱拟于4月28日行手术治疗。术日7：30，护士行术前留置导尿。操作前询问患者，诉无明显尿意，便进行留置导尿操作。第1次插管顺利，可见引流的尿液。护士正要充气囊时，患者突然身体抽动，尿管滑出尿道口。护士更换导尿包，重新插管，第2次导尿未引流出明显尿液，护士认为患者自述无明显尿意，且第1次留置导尿时有尿液引流出，便认为第2次插管也是成功的。7：45，患者进手术室。手术过程中，医生发现患者尿袋内一直无尿液，查看发现导尿管未插入尿道，而误插入了阴道。

二、原因分析

（一）护理人员因素

1. 当事护士入职时间较短（未满1年），沟通交流能力有所欠缺，整个导尿过程中未能与患者进行充分且有效的沟通。

2. 护士导尿操作的经验不足，准备不充分，对女性尿道解剖知识的了解局限于书面，在第1次插管失败后，对第2次导尿未见尿液的情况判断错误（认为插管成功）。

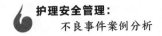
(二)患者方面的因素

1. 生理解剖因素。女性尿道长 3～5cm，直径约 6mm，具有短、宽、直的特点。该患者年长，因老年女性会阴部位的肌肉比较松弛，阴道肌肉萎缩，所以尿道口位置往往会异位，萎缩的阴道牵拉尿道口使之陷于阴道前壁之中，操作时容易将导尿管误插入阴道。同时，老年女性由于雌激素水平降低，可以出现外阴部皮肤及阴道壁挛缩的现象，阴道口也会随之变小，使尿道口暴露更困难，致使导尿管误插入阴道而造成导尿失败。

2. 心理因素。对患者而言，在清醒状态下的留置导尿管操作是一次痛苦的经历。患者对导尿术的认识不足，精神紧张，引起随意肌系统紧张。尤其是第 1 次导尿失败后，患者更为紧张。在第二次导尿管误插入阴道时，患者未能主观表达其感受。

三、应急处理

1. 手术室护士予以重新留置导尿管，引流出尿液约 500mL。

2. 向护士长汇报，网络上报护理不良事件，科室进行护理不良事件讨论。

四、整改措施

(一)加强对护士人际沟通能力的培养

护理工作的服务对象是人。和人打交道的重要环节之一就是沟通。要强化护士的沟通意识，强调在操作过程中不但要与患者交流，还要掌握相应的交流沟通技巧。导尿是一项侵入性操作。操作前，护士应充分了解患者的病情及心理状态，针对不同年龄患者的需求，交流沟通要注意采取不同的宣教方法，如老年女性患者思想较为保守，不太愿意暴露自己身体的隐私部位，解释时要耐心、详细地说明操作的目的、注意事项及配合方法；同时根据患者的文化层次，使用通俗易懂的语言，避免使用过多的医学术语，从而拉近与患者的关系。操作时，选择隐蔽的空间，护士与患者近距离接触时更要给予患者鼓励。导尿前，告知患者导尿的重要性、必要性、操作方法及配合要点，消除患者的紧张、恐惧心理，稳定患者情绪，取得患者的配合。安排好适合的体位，在留置导尿的过程中，应关心体贴患者，操作动作应轻柔，嘱患者深呼吸，避免因对导尿的恐惧而引起尿道的收缩痉挛，增加插管的难度。

（二）提高护士的心理素质

作为临床一线的工作者，护士应具备良好的心理素质，这是非常重要的。良好的心理素质得益于日常培训与锻炼，关键是在面对问题时做到临危不乱、保持平稳的心态、不急于求成。护理部应注重人性化管理，对护理人员进行素质教育，加大培训力度，尤其应加强护理人员对突发事件的应急能力，定期对护理人员进行强化培训和考核。

（三）改进护士技术操作培训

在实施"以人为本、以患者为中心"的护理理念的今天，临床对护理人员服务技能的要求越来越高。新护士的临床培养将是培养高质量的新一代护理人员，从而为患者提供高品质的护理和安全的就医环境的关键。护理操作技能作为护理人员必备的基本技能，其熟练程度决定了护理人员工作能力的高低，进而影响整个医院的护理质量。刚毕业入职的新护士在护理操作技能方面相对薄弱，因此护理操作技能培训是新入职护士规范化培训的重点之一。

护理部调整对新入职护士的规范化培训方式，采取真人、实物、模拟场景实际操作的方式开展护理操作示教，并在示教过程中对重

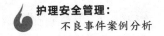
点环节、重点内容、易错点进行强化解释说明,从而增加护理操作的真实感。对临床上使用频率较高的护理操作技术(如导尿管或胃管留置等)增加新入职护士独立完成的数量要求,使其动作由不熟练变为熟练;在临床科室由有经验的高年资护士给予指导、分享经验,不断提高操作水平。科室护士长及总带教老师引导年轻护士多思考,多分析工作中遇到的各种情况,不断总结经验。

● 参考文献

[1]范春梅.临床留置导尿的护理新进展[J].中国保健营养,2017,(20):61.

[2]黄凤仙.成人患者导尿失败的原因分析及对策[J].基层医学论坛,2012,16(6):758-760.

[3]刘欣.女性患者导尿失败的原因及防治措施[J].内蒙古中医药,2014,33(12):180.

[4]孙丽萍.导尿术操作并发症的原因及护理分析[J].世界最新医学信息文摘,2015,15(12):201.

[5]王香莉,刘玲玉,宋雅玲,等.多元化教学法在新入职护士护理操作技能培训中的应用效果[J].中国医疗管理科学,2017,7(2):64-67.

[6]吴秀花,徐文香,朱希芳,等.老年女性尿道口异位插管技巧[J].全科护理,2014,12(12):1135.

[7]肖云红,胡正华,郝安平.影响女性患者导尿一次性成功率的因素及处理[J].医学信息,2015,28(3):198.

[8]赵冰,韩香环.新入职护士护理缺陷原因分析[J].东方食疗与保健,2017,(6):204.

(严洁琼)

案例26：烫伤

● 一、案例介绍

患者周某，男，62岁，因"胃癌术后2年余，恶心、呕吐伴嗳气1个月"，门诊拟"胃恶性肿瘤"收住入院。查体示：全腹软，无压痛、反跳痛、肌卫。患者入院神志清，情绪稳定，自理能力评定无须依赖，呼吸平稳（约19次/分），偶有恶心、呕吐，呕吐物为胃内容物。晚上8点，患者独自一人去开水房用热水瓶打开水（当时开水房门未锁），打完开水后还未将瓶塞塞紧，转身离开走出开水房时迎面与站在门外的患者家属发生身体接触，热水瓶内的少量开水洒落在患者左手手背上，患者自觉当时无明显不适，未告知医护人员，直至晨起后发现左手手背起水疱伴烧灼感，才来告知护士。烧伤科会诊示烧伤面积小于1%，浅Ⅱ度烧伤，创面基底红润，水疱形成，大小约为2cm×1cm，予烧伤换药，剪除水疱皮，用洗必泰消毒后绷带包扎，随后经过几日观察、换药等治疗，伤口愈合。

● 二、原因分析

（一）人员因素
卫生员下午未及时帮患者打好开水，工作责任心不足。

（二）环境因素
1. 开水房无醒目的提醒标识。

2. 开水房未上锁管理,患者可自由出入。

3. 夜间病房管道热水时间供应不足(仅 18:00—19:00 提供)。

4. 单热水瓶容量小,无法满足患者日常所需。

(三)管理因素

1. 夜间热水提供无相应规范。

2. 患者健康教育制度落实不到位,导致患者未第一时间告知医护人员,错过最佳处理时机。

● 三、应急处理

1. 做好患者及家属的解释安抚工作,给予患者心理护理,科内组织讨论,分析患者发生烫伤的原因及改进措施,防止类似事件再发生。

2. 嘱咐患者,如需打开水可请医护人员或卫生员协助。在院期间如有任何不适或异常情况,第一时间通知医护人员。

● 四、整改措施

1. 护理人员向住院患者及其家属做好烫伤知识的宣教。

2. 注意对周围环境的管理,将热水瓶摆放在安全、稳妥的地方,使儿童不易撞倒或触摸到,预防意外烫伤。

3. 应注意住院部的水温度,在热水管旁应有明显的警示标识,谨防热水烫伤。

4. 开水锅炉上应有防止烫伤的标识,提醒患者有烫伤的危险。

5. 做好卫生员监督管理工作,落实每日上下午按时打开水的工作。

6. 科内确定开水房管理职责,落实到各班次,各班次护士负责每班开水房管理。尤其夜间,护士查房时应主动巡问患者需求,帮助其解决开水问题。

7. 若患者发生意外烫伤事件,护理人员应立即采取措施,值班护士立即上报护士长,护士长根据情况上报护理部。

● 参考文献

[1]康凤英,刘璐,薛宁宁.14例住院患者烫伤不良事件的根本原因分析[J].护理研究,2015,29(21):87-91.

[2]林海菊.外科临床护理不良事件分析及对策[J].大家健康(中旬版),2015,9(10):249-250.

(任秀文、胡静娜)

案例27：手术体位摆放不当

一、案例介绍

患者王某，女，61岁，入院诊断为右三踝骨折、骨质疏松。2018年1月16日，患者因"右小腿疼痛肿胀、活动受限9小时"入院。X线片提示"右侧内踝、后踝及胫骨下段骨折伴胫距关节脱位"。入院时患者意识清晰，生命体征稳定，自主体位，无病容。入院查体：右膝关节无肿胀，无压痛，活动度正常，右小腿下段肿胀，皮下瘀血，压痛，可及骨擦感，存在反常活动，活动受限，足背动脉搏动良好，肢端血运好，皮温正常，双侧下肢皮肤感觉对称，皮肤黏膜色泽正常，无水肿，无皮疹，无出血。身体质量指数25.5kg/m²，属于体重过重。无低蛋白血症，无糖尿病。NRS 2002营养评估0分，不存在营养风险。压疮危险评分13分，轻度危险。1月18日，对患者行"右踝关节骨折切复内固定术"，麻醉方式为全麻，手术时间约为3小时。手术需左侧卧位，医生因术中暴露手术视野需要，要求患者在正常左侧卧位的前提下身体倒向左胸侧，巡回护士按医生要求摆放了患者体位，高年资护士进手术间发现患者体位呈左侧俯卧位，左手置于搁手架上。左肩部及左上肢明显受压，存在左上肢血管神经压迫损伤、皮肤压力性损伤的风险，同时由于侧俯卧位体位摆放不当，有抑制呼吸循环的风险。因此，在手术开始前予以制止，重新摆放侧卧位。使手术顺利进行。

💧 二、原因分析

(一)巡回护士因素

1. 巡回护士年资低,临床经验不足。

2. 在摆放手术体位时,只满足了医生手术需要,未考虑患者的感受。

3. 对不当手术体位导致的后果不了解,专科能力不足。

(二)手术医生因素

1. 对手术体位要求不熟悉。

2. 为了更清晰地显露手术视野,只考虑手术需要,没有考虑其他因素。

(三)手术因素

1. 手术时间

患者手术时间约为 3 小时,术中患者肢体固定制动,活动受限,局部压力不能缓解。

2. 手术部位

患者行"右踝关节骨折切复内固定术",主刀医生选择外踝关节处作为手术切口,在患者全麻状态下选择左侧卧位。在侧卧位时,患者的受力面积最小,身体与手术床呈点状接触,造成压力集中,主要分布于肩部、患侧髂前上棘、膝关节和外踝处等受力点处,而这些部位均为骨隆突处,肌肉脂肪比较薄。

3. 术中冲洗

术中大量冷盐水冲洗体腔,使外周血运不良,导致受压区域血供减少。

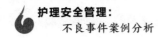

三、应急处理

1. 和医生沟通了解手术需求，经医生同意选择左侧卧位，术中通过左右摇动手术床来暴露手术视野。

2. 重新摆放左侧卧位。根据患者胖瘦程度，选择合适的腋垫；左侧手臂前伸固定放置在托手板上，将托手板向患者头颈部方向旋转，手臂下垫凝胶垫并使远端关节高于近端关节；右侧手臂自然放于手术床专用可调节托手架上，根据托手架的万向球头旋钮，调整手架的方向，使手臂肘关节稍高于肩关节，自然屈曲，处于生理功能位置，两手臂肩关节屈曲均小于90°，呈环抱状。左腿自然伸直，右腿屈曲放置于长体位垫上，体位垫上事先放置凝胶软垫保护骨隆突处皮肤，体位垫横向与脐平齐，纵向与手术床边缘平齐，身体稍向前倾15°～20°，身体重心落在长垫上。骶尾部放置一小方垫，与上腿放置的长垫子形成前后挡板，在髋关节与膝关节处分别用宽约束带加以约束固定，防止身体晃动。

3. 在患者处于左侧卧位后，将其左侧肩部略微向外拉，使肩部受力点位于肩背部，可使胸廓舒展，解除肩部及腋窝压力。

四、注意事项

1. 全身麻醉会导致肌肉完全松弛，脊柱和各个关节处于无支撑、无保护状态，在摆放侧卧位时，参与操作人员必须步调一致，使患者的头、颈、背和下肢保持在同一纵轴水平，在固定头颈部时，要根据颈部和脊柱生理弯曲调节头圈高度，防止颈部过高、过低或悬空引起的不适。

2. 根据患者体重选择腋垫高度，左肩受压处以一指通过为宜，以防损伤神经、血管，避免受压肢体长时间缺血而坏死。

3. 注意耳廓置于中空的凝胶头圈中。男性患者避开阴囊处，防止受压。最后检查受压部位，身体的受力点处（肩部、患侧髂前上棘、膝关节和外踝外）均予以凝胶软垫重点保护。

4. 上肢外展角度不过90°，否则臂丛神经易受到锁骨、第一肋骨及胸小肌腱部的挤压及过度牵拉而受损，表现为上肢发麻、酸痛、桡动脉搏动减弱。

5. 摆放侧卧位后，检查患者各关节是否处于自然弯曲状态，以降低术后神经损伤和肢体不适的发生率。

五、整改措施

1. 加强低年资护士培训，通过小讲课，学习侧卧位正确摆放方法，并且将其作为科室操作项目进行考核。

2. 提高低年资护士的自主意识，在摆放手术体位时不能一味听从医生意见，应多方位考虑危险因数。

3. 加强低年资护士对手术床功能的了解，通过手术体位结合手术床，来满足医生对不同手术体位的要求。

4. 严格落实术中的各项保温措施，除手术消毒范围外，术中尽量减少患者身体裸露在外的面积，采取有效措施以减少患者机体热量散失，术中所用液体先在恒温箱中预热后再使用。

5. 安置侧卧位后，要保证铺巾平整。在手术过程中，征询手术医生同意，每隔2小时放松约束带或适当将体位转换5°～10°，帮助患者按摩局部受压部位，以缓解皮肤、血管、神经的受压程度。

参考文献

[1]柴艳红，贾丽娟，张红梅等.侧卧位手术体位摆放研究进展.护理研究，2014，28（9）：3336-3338

[2]陈晓琴.改良侧卧位对胸外手术患者术中急性压疮的预防效果.护理学杂志,2016,31(4):47-48.

[3]卢静.舒适护理干预对侧卧位患者术中压疮及舒适度的效果观察.中国保健营养,2018.28(27):248.

[4]宋欣欣,彭青.预防性护理对长时间侧卧位手术患者压疮形成的影响.国际护理学杂志,2017,36(10):1342-1344.

[5]赵丹.术中综合护理干预在预防侧卧位手术患者压疮中的应用效果.中国现代医生,2016,54(5):148-150.

（孔振芳、戴贤红）

案例28：术中电灼伤

一、案例介绍

患者金某，女，42岁。因5个月前体验超声检查发现"子宫内膜不均质"，4天前至我院复查妇科超声，仍提示"子宫内膜不均质"，门诊拟"宫腔占位、左乳腺癌术后"入院。入院后，完善相关化验检查。入院诊断：①宫腔占位；②左乳腺癌术后。患者平素月经不规则，月经周期为45～60天，经期7天，经量多，无痛经，白带量不多，色白，末次月经2018年8月25日。患者5个月前体检B超发现"子宫内膜不均质"，无阴道不规则出血，无月经量增多，无白带增多，无头晕、乏力，无腹痛、腹泻，无恶心、呕吐，无腹围增大，无尿频、尿急、尿痛，无双下肢水肿等不适，建议复查。患者4天前至我院复查妇科超声，仍提示"子宫内膜不均质"，建议宫腔镜手术治疗。患者为进一步诊治来我院，门诊拟"宫腔占位左乳腺癌术后"收入院。患者意识清晰，脉搏61次/分，呼吸17次/分，血压113/67mmHg，体温37℃，自主体位，呼吸运动两侧对称，叩诊清音，呼吸音正常。心律齐，心音正常，未闻及病理性杂音。腹部平软，无压痛、反跳痛，包块未及。肝脾肋下未触及，胆囊未触及。肾区无叩击痛。辅助检查如下。血常规：白细胞计数 4.4×10^9/L，中性粒细胞分类0.570，红细胞计数 4.32×10^{12}/L，血红蛋白97g/L，血小板计数 269×10^9/L。8月30日，子宫附件（经阴道）超声示子宫前位，大小约为43mm×39mm×40mm，形态正常，轮廓规则，双层内膜厚约7mm，回声欠均质；宫体肌层回声分布均匀；右卵巢大小约为28mm×13mm，左卵巢

169

大小约为 28mm×14mm，回声无殊；双侧附件区未见异常回声占位。完善相关化验检查，无明显手术禁忌，于 9 月 4 日在全麻下行"宫腔镜下宫颈管息肉电切＋诊刮术"。

手术过程：患者进入手术室后，手术医生、麻醉医生、手术室护士进行三方核查，确认无误后，麻醉医生为患者行全身麻醉。巡回护士准备好手术所需 5% 甘露醇冲洗液 3L/袋（共计 4 袋），准备各种仪器设备（如腔镜手术高清显示器、膨宫泵、威利高频电刀等）并测试功能正常，将一次性电刀负极板贴于患者右大腿外侧。根据手术方式，巡回护士协助手术医生为患者摆放手术体位（截石位），患者两大腿之间横向夹角约为 90°，大腿与身体纵向夹角约为 120°，将两小腿放置于体位架，适当约束固定，臀部超出手术床体下缘 7～10cm。患者右侧手腕部行静脉输液，肘部行无创血压测量，置于托手架上，外展 60°～70°并约束固定。因患者为左侧乳癌根治术后，左侧上肢部分活动受限。巡回护士将患者左侧手臂置于托手架并使之平行于手术床体，但未行约束固定。洗手护士备好手术器械，同手术医生上台，消毒铺巾，开始手术。术中使用 5% 甘露醇溶液膨宫，单极电切环进行电凝切割。患者手术时间为 21 分钟。手术结束送回病房 2 小时后，手术医生查房发现患者左手腕有大小约 0.5cm×0.5cm 的灼伤，局部深Ⅱ度小水疱。结合询问患者家属的结果，排除术前术后灼伤，考虑到术中需要使用电外科器械，故认为在术中医生操作不当导致电外科灼伤的可能性较大。请烧伤科会诊后，病房护士遵医嘱予以烧伤湿润膏局部涂擦烫伤处，并定时观察。患者术后第 2 天出院。出院后 1 周随访，患者皮肤愈合。

二、原因分析

(一)护理人员因素

1. 因宫腔镜手术时间相对较短,所以护士未严格按照操作要求摆放妇科截石位。

2. 护士对电外科安全未足够重视,对医生正确操作电外科设备未发挥监督作用。

(二)接地分流电灼伤

患者在全麻下行宫腔镜手术时,左侧托手架未外展,腕部未约束固定,左手靠近截石位体位架的金属杆,致使在术中进行电凝切割时,手腕有接触金属发生灼伤的可能。患者的肌肤相当于一个电阻,在这个电阻上分布了无数个高低不同的电位点,手术时在手术电流通过区域上,电位差特别大的两点或多点一旦发生短路就会形成高频电流的异常通道,即所谓的"接地分流"现象。如术中患者手腕接触到体位架的金属杆,其接触点因流通着高密度的高频电流,就可能发生灼伤。

(三)热灼伤

宫腔镜手术需用5%甘露醇溶液,作为膨宫液。术中,由于医生操作不当,5%甘露醇溶液浸湿了患者腹部手术巾,而术前未对患者左手加以约束,故患者左手有自行移到腹部湿手术巾处的风险。手术过程中,电切环数次被置于患者腹部。此时,如医生误踩电刀踏板,电切环被激发,其高温的头端将透过湿手术巾灼伤患者手部。

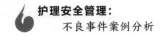

● 三、应急处理

1. 立即向手术室护士长汇报,网络上报护理不良事件。

2. 请烧伤专科医生会诊。

3. 病房护士遵医嘱予以烧伤湿润膏局部涂擦烫伤处,并定时巡视烫伤处。

● 四、整改措施

1. 护士根据手术方式,严格按照操作规程摆放体位。在不影响手术操作的前提下,尽量将手臂适度外展;如因特殊原因不能外展手臂,则应将可能接触金属的部位保护包裹起来。患者身体与金属床应有4cm以上的绝缘层,并加患者身体予以约束固定;在体位变化、移动体位时,要重新检查患者身体是否有接触金属物。巡回护士在手术中及时巡视患者,尤其要注意被铺巾遮住的头面、手足等部位。

2. 正确使用高频电刀。术前检测高频电刀,确保功能正常,电极板连线完好。尽量选择在靠近手术切口的位置粘贴电极板,缩短电流经过身体的路径。电极板做到一人一用。

3. 术前,将患者身体的非手术区域用薄被保护遮盖,既保暖,又起到一定的隔离保护作用;术中,洗手护士要保管好暂时不用的电切环工作手柄,将其用手术巾等绝缘物包裹起来,使电切环远离患者身体,及时关闭冲水阀门以免浸湿手术巾,避免发生热灼伤。

4. 做好患者术前术后的皮肤评估,特别是在使用电外科器械后,观察皮肤完整性,一旦发现皮肤问题,及时处理,并与病房做好交接。

● 参考文献

[1]贾桂萍,张建华.2016版压力性损伤指南在妇科腹腔镜截石位手术中的应用效果观察[J].护理研究,2018,32(8):1294-1296.

[2]马笼.高频电刀在手术中造成患者灼伤的原因分析及对策[J].当代护士(下旬刊),2013,1:79-80.

[3]汪洋.手术室预防高频电刀灼伤患者的护理措施[J].心理医生,2016,22(21):187-188.

[4]袁慧蓉,梁英,程娜,等.60例乳腺癌术后患者康复训练护理实践[J].护理学报,2018,25(2):67-69.

（孔振芳、王海萍）

案例29:胃管误入气管

▲ 一、案例介绍

患者张某,男,53岁,入院诊断肝肿瘤。2017年8月28日14:00接手术室电话后,护士为患者于术前留置胃管。在插管至15cm时,患者出现咳嗽和恶心感,予以安慰后继续置管;后面过程顺利,患者无呛咳恶心;置管60cm后,胃管内无胃液引出;予以20mL注射器抽吸无阻力,仍无胃液抽出;遂听气过水声,经反复注入空气及调整听诊位置后,听到微弱的气过水声;口腔内无胃管盘曲,患者无呛咳、发绀、呼吸困难。将胃管固定后接胃肠减压器,引流出大量气体。断开胃肠减压器后排出所存气体,再次连接胃管,无气体引出。随后,患者自行过床后被接入手术室。15:50,麻醉医生为其气管插管时发现胃管在气道内,胃肠减压器内引出大量气体。

▲ 二、原因分析

(一)护士因素

1. 违反操作规程。胃管置入后,护士未抽吸到胃液,仅仅凭微弱气过水声,患者无呛咳、无明显不适,便判断胃管已插入胃内。对于第1次接胃肠减压器后引流出大量气体的异常现象,认为可能是胃内注气过多的原因,而未考虑误入气道的可能,未加以重视。

2. 留置胃管至15cm时,嘱患者做吞咽动作,护士未在患者吞咽的同时将胃管送入,而是凭手感插管。

3. 插管过程中，护士未与患者进行有效的沟通交流，患者仅以摇头、点头来回答询问，以致护士未能发现患者声音嘶哑、说话费力等插管误入气道的症状。

4. 在留置胃管操作上，护士主观地认为，由于气道的高反应性，插管误入气道的患者大多数会立即出现呛咳、发绀、气促等典型症状，而没有这些症状则胃管不在气管内。对于咳嗽、恶心感，认为是正常的反应，未予以重视，并告知患者要忍受。

(二)患者因素

1. 患者第 1 次手术，对置管存在紧张心理，导致吞咽动作过快、无效。护士不能恰好在患者吞咽时将胃管插入食管。

2. 患者及其家属非常信赖护士。在患者出现咳嗽、恶心感而护士告知是正常反应时，家属鼓励患者忍耐，患者也是竭尽全力地忍耐。

3. 经麻醉医生在可视喉镜下观察，该患者气管直径较粗，胃管顺利插至左侧支气管，但未完全堵塞气道，以致胃管在气道的时间达 100 分钟而患者未表现出明显不适。

(三)手术室与病区交接的流程因素

为减轻留置胃管给患者造成的不舒适感，规定第 1 台手术在 7:00(夏令时 7:00，冬令时 7:30)开始置管。接台手术在患者接到手术室通知后开始置管。从接到手术室电话到手术室师傅来病房接患者，一般只有 10～20min 的时间(甚至是刚接到电话，手术室护工就已经来到病房)，这段时间的工作包括嘱患者更换手术衣裤、督促排尿排便、留置胃管及固定等。护士匆忙地操作，没有充分的时间来判断胃管置入是否正确。

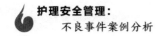
三、应急处理

1. 手术室护士立即拔出原胃管，进行胃管重置。

2. 术中密切观察患者皮肤发绀及血氧饱和度的变化。

3. 术中密切观察患者的胃液吸出情况，及咽喉部呛咳等不适表现。

4. 手术室护士将情况电话告知病房护士。

5. 及时向护士长报告，网络上报护理不良事件。

6. 术毕，患者返回病房。密切观察患者血氧饱和度、皮肤发绀、胃液吸出情况，及咽喉部有无不适感觉。

四、整改措施

1. 在操作前、操作中与操作后，护士应与患者进行有效沟通，向患者做好留置胃管的宣教，并及时发现和思考患者的各种不适反应和发生的原因。

2. 科室进行留置胃管操作培训，总带教老师负责新护士、轮转护士、实习护士的培训，考核通过者才可进行实际操作。

3. 掌握胃管误入气管的不典型症状。护士应注意观察置管后的一些不典型表现，如：轻微干咳；声音嘶哑或不能发音；连接负压球迅速弹起；将胃管末端置入水中，咳嗽时有小水泡产生等。一旦发现这些症状，要警惕胃管置入气管的可能。

4. 准确判断胃管在胃内的方法有以下几种。

（1）抽吸胃液法：胃管顺利置入后，用20mL或50mL注射器抽吸胃液。如抽出胃液，则可判断胃管在胃内。抽不出胃内容物或抽出不带胃内残渣的液体量≤5mL，可能有以下几种情况：①如果患者禁食时间长或刚刚大量呕吐，胃内无内容物，因病情需要连续应用了抑制腺体分泌的药物,那么会出现抽不出胃液的现象,需要借助听气过水声来判断胃管是否在胃内。②若患者营养不良伴明显脱水状态,可能抽不出胃液。③胃管盘曲在食管或胃内,会抽不到胃液,但也听不清气过水声。④胃管误入气管。

(2)听气过水声法:听气过水声是判断胃管在胃内的常用方法,但也有如下一些影响因素:①肺部疾病,如哮喘等;②胃内液体过少;③推注气体过少或过慢;④推注气体感觉有阻力,要考虑胃管盘曲或误入气管;⑤胃穿孔也会听不清气过水声。

采用先在胃管内注入10mL生理盐水再听气过水声的改良法,可以明显提高判断成功率。

(3)胃管端置入水中观察气泡法:该方法可判断胃管是否在胃内。但其准确性不如抽吸胃液法及听气过水声法,影响因素有如下几种:①胃管只要不是置入气管(如只是在食管盘曲),就不会产生大量气泡;②当只有侧孔的胃管误入气管时,侧孔一旦紧贴于气管壁,那么即使咳嗽也不会有大量气泡溢出;③当患者有肋骨骨折、血气胸、肺不张时,无论什么样式的胃管误入气管,也不会溢出大量的气体。

(4)判断胃管在胃内的新方法:随着医学的发展,研究人员推出了一些新的方法来判断胃管是否误入气管。这些方法有:①二氧化碳分析法及比色式二氧化碳测定法;②测定回抽液体的pH值法;③X线检查法。X线检查法是确认胃管位置的金标准,但由于其需要特定的仪器设备,易受药物及疾病的影响,并有放射线累积的风险等,所以未成为判定位置的首选方案。

5. 术前1天对患者做好留置胃管的配合宣教,安慰患者,使其保持稳定的情绪。

6. 手术当日再次进行留置胃管的配合宣教。

7. 护士长与手术室沟通,除每日第1台手术外,所有手术均可提早半小时电话通知,以便有足够的时间做好留置胃管操作。

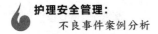 参考文献

[1]刘晓丽.改良听气过水声法在判断胃管位置中的作用[J].全科护理,2013,11(28):2668.

[2]王爱军.1例居家患者无典型症状留置胃管误入气管的原因分析及预防对策[J].中国当代医药,2018,25(23):192-195.

[3]王桂,计彩霞,陈芳.1例术前留置胃管误入气管的原因分析与对策[J].当代护士,2017,(5):140-141.

（诸葛丹）

案例30:饮水过量致水中毒

患者吴某,女,55岁。2018年8月29日17:18,因"腹部增强CT后头晕2小时余"入急诊抢救室。入院时,患者意识模糊,体温35.6℃,心率63次/分,呼吸19次/分,血压131/76mmHg,指氧饱和度99%,随机血糖13.6mmol/L;左侧瞳孔2.5mm,对光反射灵敏;右侧瞳孔2.5mm,对光反射灵敏;格拉斯哥(GCS)评分10分(4+2+4)。既往无高血压、糖尿病、心脏病、肾病、肝病等病史。17:28,患者恶心、呕吐一次,呕吐物为胃内容物,量约200mL。17:44,动脉血气分析示:氧分压212mmHg,二氧化碳分压33mmHg,钾2.7mmol/L,钠109mmol/L,乳酸2.7mmol/L。17:45,予以甲泼尼龙琥珀酸钠40mg静脉注射。急诊生化全套:血浆有效渗透压245.3mmol/L,钾3.01mmol/L,钠113.3mmol/L,氯77mmol/L,钙1.92mmol/L。18:26,危急值报告示钠111.3mmol/L,医嘱予以10%氯化钠注射液30mL+0.9%氯化钠注射液250mL静脉滴注。18:56,急诊颅脑CT示:组织肿胀明显,伴环池、鞍上池及四叠体池狭窄模糊,不除外脑疝。19:00,患者神志不清,偶有躁动,心率50次/分,呼吸18次/分,血压126/76mmHg,指氧饱和度99%。19:15,请ICU医生会诊。19:20,予以20%甘露醇溶液250mL静脉滴注。19:24,予以呋塞米20mg静脉注射。20:00,将患者送入ICU,患者浅昏迷,体温35.9℃,心率77次/分,呼吸14次/分,血压90/49mmHg,指氧饱和度99%;左侧瞳孔4.5mm,对光反射迟钝;右侧瞳孔4.5mm,对光反射迟钝;GCS评分5分(1+

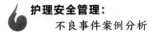
1＋3）。入院诊断：低钠血症，脑水肿。询问病史发现，患者2小时前行上腹部增强CT后在短时间内（约半小时）饮水约3000mL，后出现乏力伴头晕、四肢麻木等不适。

二、原因分析

1. 腹部增强CT结束后，护士告知该患者应多饮水，有利于造影剂的排泄，但没有告知具体的饮水量。既往的就诊情况表明，该患者就医依从性强，对自身疾病的关注度较强，听到需要多饮水时，在短时间内（约半小时）饮水约3000mL。饮水后1小时，出现头晕症状；2小时后，出现意识模糊，呕吐1次。结合患者的生化、CT检查结果，考虑水中毒。因此，在健康教育中，对于"多""少""尽可能""一些"等描述，不同的患者会有不同的理解。对于本案中的"多饮水"，患者理解为越多越好、越快越好。

2. 增强CT需要注入造影剂后再进行扫描。CT扫描结束后，造影剂在机体内的停留时间越长，发生不良反应的概率越大。饮水是目前临床最常用的水化治疗方法，文献证实可以有效降低造影剂肾病的发生率。但对水化剂量、时间等尚缺乏统一的标准，缺乏明确的规范。

3. 放射科护士未意识到注入造影剂后大量饮水可能导致的不良反应，当患者出现头晕症状时，以为患者只是自身不适，未考虑到脑水肿导致头晕的可能。

三、应急处理

1. 优先治疗严重低钠血症，保护脑功能，限制水摄入，静脉输注高渗盐水。

2. 密切观察，避免矫枉过正，预防渗透性脱髓鞘综合征。

3 严密观察患者生命体征及意识变化。

4. 做好患者家属的病情沟通工作。

● 四、整改措施

1. 规范增强 CT 检查后的宣教。不同的患者由于地域、年龄、工作及生活习惯等的不同，对"多饮水"的理解也不同。患者短时间内大量饮水，易引起胃部胀满、恶心呕吐甚至水中毒。因此，护士在增强 CT 的宣教中，需要告知患者增强 CT 检查后的"多饮水"，具体是多少时间饮多少水。相关研究表明，3 小时内强化饮水可以很好地预防造影剂肾病。饮水因为简便、有效、不良反应小，逐渐成为临床最常用的水化治疗方法。通过饮水来促进造影剂排泄的方法在临床应用上越来越广泛，但关于水化剂量、时间等尚缺乏统一的标准。一般建议，在增强 CT 检查后 3 小时内饮水 2000mL，可以加速造影剂在体内的排泄，从而降低造影剂对人体的影响，保障患者安全。

2. 相关知识学习。组织科室护理人员学习水中毒或高容量性低钠血症的相关临床知识。在今后出现类似患者时，能识别并及时做出评估，使患者得到及时有效的救治。

水中毒的主要特点是高容量（就是水的容量过高——水过多）及血钠水平降低。患者血清钠浓度＜130mmol/L，血浆渗透压＜280mmol/L，水潴留，体液量明显增多。水过多和水中毒是稀释性低钠血症的病理表现。由于水摄入过多，可导致低钠血症、脑水肿。刘晓获等文献中报道，大脑似乎是最容易被低钠血症影响的器官，当血液中的水渗透进入大脑细胞时，大脑就会开始肿胀，症状通常是轻微的，比如困惑、头痛以及恶心，但如果没有得到治疗，人们可能有癫痫发作，大脑持续不受控地肿胀，甚至可能致命，形成脑干疝脱。

当血钠水平降至 125mmol/L 以下时，患者可出现乏力、食欲缺

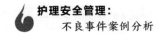

不良事件案例分析

乏、恶心、呕吐等；当血钠水平在115～120mmol/L时，患者可出现头痛、嗜睡、神经错乱、谵妄等神经精神症状；当血钠水平降至110mmol/L以下时，患者可发生抽搐、昏迷、定向力障碍、腱反射减弱或消失、癫痫发作、昏迷甚至死亡。若发现患者出现此类症状，护士应及时判断患者是否发生了水中毒。

对于增强CT检查，正确宣教可以防患于未然。如并发水中毒，则重在及时评估、及时发现、正确处理。

参考文献

[1]高瑞雪.不同年龄冠状动脉介入术后患者水化治疗预防造影剂肾病效果观察[J].护理学杂志,2009,24:25-27.

[2]刘晓荻,王欣.喝太多水小心水中毒[J].基础医学临床,2018,38(11):1582.

[3]陆再英,钟南山.内科学[M].北京:人民卫生出版社,2007.

[4]潘信,王桂侠.低钠血症的诊治研究进展[J].中国老年学杂志,2013,4(33):1726-1729.

[5]齐茸茸,田丽,韩宇欣.水化疗法在强化CT造影剂排泄中的应用[J].世界华人消化杂志,2017,25(34):3053-3059.

（俞蕾蕾）

案例31：三升营养袋倒吸

🌢 一、案例介绍

患者李某，男，61岁，入院诊断为上消化道出血，于2017年11月7日入院。11月11日18:00，患者肠镜治疗结束返回病房，护士给予静脉输液，此时床边原来已挂有已经输了大半的三升营养袋，护士将一袋泮托拉唑接于三升营养袋的另一个接口，将输液与留置针连接，连接完毕发现泮托拉唑输液袋已经空了。患者及其家属认为护士挂上的是袋空盐水。因此，护士返回护士站进行PDA执行查询，确认无误后返回患者处。护士发现三升营养袋两个接口都未关闭，输液器开关关闭中，泮托拉唑输液袋与三升营养袋的放置位置有上下落差（见图2-31-1），因此考虑泮托拉唑的盐水反流到三升营养袋中，向患者进行解释。护士未考虑到泮托拉唑与三升营养袋混合的液体可能会对患者产生影响，要将液体给患者输上。此时，患者拒绝再输液，

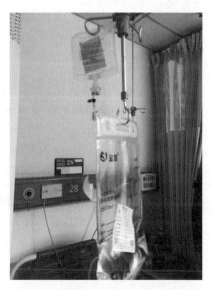

图2-31-1　泮托拉唑输液袋与三升营养袋悬挂情况

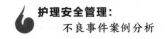
护士征求患者同意将液体扔掉，并向医生汇报。

● 二、原因分析

（一）护理人员因素

1. 护士未严格执行规章制度，患者未在病房时，不应将未输完的液体放置在病房。

2. 患者静脉输液中止后，护士未检查输液管路是否处于夹闭状态。

3. 护士操作流程错误，操作不严谨，未先核对身份和检查输液管路情况，就接输液。

4. 夜间治疗多，病房忙碌，护士发现错误后，未积极采取补救措施。

5. 该护士工作仅一年，临床经验不足，未考虑到药物混合输液可能造成的严重后果。

（二）材料因素

泮托拉唑的盐水量仅100mL，接上后与三升营养袋放置位置有上下落差，三升营养袋的截流夹未关闭，这组液体全部反流至三升营养袋中重力虹吸原理。

（三）管理因素

1. 护理部在对新进护士的带教中，仅仅讲解了三升营养袋的使用方法，无统一的操作规范及培训资料。

2. 管理存在缺陷，三升营养袋操作流程未细化，缺乏对输液相关风险的培训。

（四）其他因素

护理人员法律观念不强，安全意识淡薄，缺乏评判性思维，不能及时反应和判断，遇到事情急于掩盖错误。

三、应急处理

1. 立即向医生及护士长汇报，网络上报护理不良事件。

2. 将混药的三升营养袋弃去，医生重新开医嘱，遵医嘱继续补液治疗。

3. 跟患者做好解释工作，向患者道歉，取得患者的谅解，使患者配合治疗。

4. 科务会上进行讨论，制定改进措施并落实，敲响警钟，引起科室护士的重视。

四、整改措施

1. 重申严格执行查对制度的重要性，严格遵守护理常规和技术操作规程。将三升营养袋使用的操作规范列入新入科及轮转护士的带教培训计划中。

2. 完善操作流程。三升营养袋由静配中心送至科室后先关闭截流夹，在输注液体之前查看开关是否关闭。

3. 对全科护士进行培训，重点关注新入科及轮转护士，培训内容如下。

（1）注意配制禁忌：三升营养袋中不要加入其他药物，注意配伍禁忌。

（2）配制与使用注意：三升营养袋中含有葡萄糖、氨基酸、脂肪乳等，是细菌生长的良好培养液。因此，营养液应注明配制时间，现用现配,并应在24小时内输入完毕。配制好的三升营养袋应在室温(15～20℃)下使用。暂不用时,放置在4℃冰箱内保存。

(3)输液通道选择及维护:三升营养袋药物渗透压不高且对静脉刺激小,肠外营养时间≤2周者可选择外周静脉。对于需要长期营养支持者或渗透压高的配制药物(对血管刺激性大),需经中心静脉导管输入,并保持导管通畅,进针点保持无菌状态。如有滑脱,及时更换贴膜;如有红、肿、热或导管堵塞,应及时拔管并进行细菌培养,拔管后按压穿刺点5分钟,防止空气进入。

(4)输液速度的控制:刚开始输注时,输液速度为30～40滴/分(特别是第1次输注加有脂肪乳时,要尽可能地慢),待患者适应糖负荷增加后逐渐增加输液速度。患者偶有出汗、发热症状,可根据情况适当减慢输液速度。

(5)输液过程中的护理观察:输液过程中加强巡视,防止管道脱落、液体外渗造成空气栓塞而危及患者生命。了解败血症、静脉炎、静脉栓塞、电解质紊乱等的常见临床表现,及时给予处理。输注期间要观察患者血压和血糖,避免出现高血压及高血糖的情况。

(6)做好心理护理:由于营养液输入时间长,高龄患者会有心理压力,继而影响休息,所以需加强患者及其家属对此种营养支持方式的认知和理解,解释肠外营养应用的重要性和必要性,减轻患者的恐惧及焦虑感,得到患者及其家属的配合和支持。

4. 加强护士工作责任心。护士要在思想上重视用药安全,遇事冷静,学会思考,可寻求帮助,各班相辅相成,在相互配合中做到相互监督,保证患者的用药安全。

5. 护士长根据本科室患者病情、治疗情况和护士人数进行弹性排班,避免出现高峰时间护士人手不足的情况。加强管理,监督各环节的操作规范,对护理工作的各个不安全环节要有预见性,及时发现并解决问题。对出现的护理不良事件进行分析、讨论,提出改进措施并落实。

6. 护士长需将安全教育管理纳入护理管理的重要议事日程，传递有关安全信息，通过实际案例分析、法律知识学习、安全教育，强化护理人员的安全工作意识。

参考文献

[1]宋春艳.胃肠道术后应用三升袋的配制及临床护理[J].临床合理用药杂志,2012,5(25):90-90.

[2]邢长莉.三升袋的配制及输注注意事项[J].中国医药指南,2013,(7):689-690.

[3]郁莲莲,朱琳.品管圈在三升袋配置管理中的应用[J].当代护士(上旬刊),2016,(4):177-179.

[4]张乐乐,高萌.三升营养袋营养液在高龄危重患者肠外营养使用中的护理体会[J].中国医药导刊,2011,13(3):529-530.

（高咪咪）

案例32：雾化器含嘴头坠入食管

● 一、案例介绍

患者王某，男，86岁，入院诊断为高血压、脑梗死后遗症、老年性痴呆、慢性支气管炎。2015年7月13日，患者因"反复头晕10年余，神志不清2年余"收住入院。入院后，患者呈痴呆状，不能配合指令性动作，双上肢屈曲变形，双肘关节、腕关节无法正常伸曲，四肢肌张力增高，四肢肌力不配合，双侧膝腱反射正常，巴宾斯基征阴性，双下肢无水肿。日常生活活动能力评定（Barthel指数）为0分，重度依赖，跌倒坠床危险因素评分1分。患者既往慢性支气管炎，咳嗽咳痰无力，医嘱予以氧气雾化吸入化痰平喘治疗。2015年7月16日7：10，陪护人员给患者做氧气雾化吸入后，发现雾化器含嘴头坠入患者口腔，当时未告知护士而自己用手在口腔内挖取，导致雾化器含嘴头被推入喉部后，才通知当班护士。当班护士通知医生并立即至床旁，安置患者于侧卧位，行心电监护及血氧饱和度监测：患者呼吸20次/分，血压145/78mmHg，心率90次/分，血氧饱和度83%。当时，患者无恶心、呕吐，无呛咳，无呕血现象，面色无发绀。当班医生用张口器、压舌板撑开口腔，未能看到雾化器含嘴头，考虑该异物已坠入食管，立即联系五官科及消化内科医生会诊后予取出异物。

◆ 二、原因分析

(一)人员因素

1. 护理人员少,工作量大。当时,科内雾化吸入患者有18位,护理人员把雾化用药加入雾化器后交给陪护人员,由陪护人员协助患者雾化,护士忙于把雾化用药发给下一个患者,导致雾化吸入时监管不到位。

2. 经询问,患者在氧气雾化吸入过程中,陪护人员曾离开患者去过洗手间。

3. 雾化吸入为科室每日重复的治疗项目,护士主观上不够重视,平时对陪护人员宣教不到位。

4. 陪护人员在发现雾化器含嘴头掉入咽部后未能及时告知护士,而是自行用手挖取。

5. 陪护人员取出雾化器含嘴头的方式方法不当,反而刺激患者的吞咽反射,使患者不自主误咽,致使雾化器含嘴头坠入食管。

(二)患者疾病因素

1. 患者有脑梗死后遗症、老年性痴呆,认知障碍,反应能力下降,配合度差,咽喉感觉较迟钝,吞咽及呼吸动作不够协调,容易引起误吸。

2. 患者生活完全不能自理,年老体弱,咳嗽反射较弱,无法将雾化器含嘴头吐出。

3. 患者平时无法沟通,在雾化器含嘴头掉入口腔后无法及时告知陪护人员。

(三)材料因素

1. 雾化器接口与含嘴头连接不紧密,雾化吸入时容易坠入口

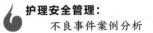
腔甚至咽喉部或气管。

2. 科室内没有针对意识不清患者的专用雾化器。

三、应急处理

1. 当班护士立即至床旁，协助患者取侧卧位，予以心电监护及血氧饱和度监测，观察患者生命体征（平稳）；予以鼻导管吸氧 3L/min 后，氧饱和度上升至 95%。

2. 同时通知医生，检查口腔，未见异物；用张口器让患者保持开口状态，以防形成吞咽动作而使异物落入更深的部位。

3. 立即通知五官科急会诊，予以床旁喉镜探照，结果在喉部未发现雾化器含嘴头。

4. 立即联系消化科医生，紧急行床旁普通胃镜检查，经胃镜从食管内取出雾化器含嘴头，经过顺利。期间，患者生命体征平稳。心电监护及血氧饱和度监测示：呼吸 20 次/分，血压 155/79mmHg，心率 92 次/分，血氧饱和度 96%。面色无发绀，无明显消化道出血现象。

5. 加强巡视，密切观察患者病情变化，有无呕血及黑便现象，有无腹痛症状。

6. 对于雾化器含嘴头坠入食管的抢救经过，做好记录。

7. 向护士长汇报，网络上报护理不良事件。

四、整改措施

1. 科室内要求护士在给神志不清、老年痴呆、生活不能自理、不能配合的患者做雾化吸入时，去掉雾化器含嘴头，或改用面罩式雾化器进行雾化。

2. 定期对护士进行操作技能培训和考核，提高护士使用雾化器的水平。护士要认真示教吸入方法；对首次雾化吸入者，在床旁守护协助；对反复雾化吸入者，要注意观察吸入方法是否正确，如有不当，及时纠正。

3. 对患者陪护人员及其家属做好培训及宣教，告知：在雾化吸入时应使患者取坐位或高卧位，切勿采取仰卧位；雾化期间随时有人陪护，陪护人员不能私自离开患者，如若有事情外出，要及时告知护士，做好交接工作。取得患者、陪护人员及家属的配合。

4. 对正在雾化吸入中的患者，护士要加强巡视，密切观察患者情况。

5. 对患者的家属或陪护人员进行健康教育，讲清食管异物的危害性和及时就诊的重要性。一旦发现食管异物，应立即通知医生，切勿自行解决或用其他方法（易导致并发症的发生，加重损伤，增加手术难度），更不能存在异物能自行下咽的侥幸心理。

6. 对护士加强护理风险意识教育，使其认识雾化吸入治疗的风险。将雾化吸入中的不良事件归纳整理，制作成课件，对低年资护士进行培训，让其认识和了解不良后果；同时，在出现不良后果时能正确处理，从而提高雾化吸入治疗的安全性和有效性，提高护理质量。

💧 参考文献

[1]包春华.气管异物和食道异物原因分析及预防措施[J].世界最新医学信息文摘(连续型电子期刊),2015,(19):128-129.

[2]侯锐,杨霞,许广杰,等.牙科操作中误吸误咽628例分析[J].中国实用口腔科杂志,2016,9(11):665-671.

[3]凌志华.针对性护理干预对老年患者雾化吸入依从性的影响观察[J].临床合理用药杂志,2017,10(2):99-100.

[4]孙莹,周梅.老年食管异物护理及预防体会[J].医学信息,

2015,28(22):29.

[5]滕月玲,程丽娜.雾化吸入疗法中的护理风险管理[J].中国医药指南,2016,14(30):266-267.

[6]杨勤.口腔诊疗中异物误咽[J].口腔疾病防治,2016,24(6):321-325.

（叶芳荃）

案例33：血液外溅，血透机停止运转

一、案例介绍

患者杨某，女，26岁。2017年4月27日20:00，患者因自服有机磷农药3小时入院。入院时，患者神志清，心率158次/分，血压129/77mmHg，呼吸18次/分，指氧饱和度99%，予以洗胃对症支持治疗。23:00，左股静脉置入单针双腔血透导管，深度为15cm。4月28日00:05，在抢救室行床旁血液灌流。在整个治疗过程中，患者情绪烦躁，极不配合，血液灌流机多次出现报警，提示采血不畅。4月28日1:00，血液灌流机静脉压上升至21kPa，予以0.9%氯化钠注射液冲管两次，静脉压仍未下降。1:35，动脉壶里的血液液面到达壶顶部，当时静脉压为25kPa，再次冲管后效果仍不佳，动脉壶接近溢出，用20mL注射器向动脉壶内注入少许空气，肝素泵上的注射器突然爆裂，导致血液外溅，血透机停止运转。

二、原因分析

(一)护理人员因素

护士对于血液灌流过程中发生的高静脉压报警，处置不够妥善。在血液灌流运行1小时后，高压报警于灌流器内血液阻力增加时常见，此时可考虑追加肝素剂量；应及时查看灌流器内有无凝血、滤网有无堵塞。不能用注射器向动脉端注气，因为那样会导致管路外源性压力骤升，若超过注射器压力极限，会导致管路脱开。

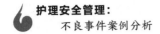
(二)患者因素

1. 生理解剖因素。该患者为有机磷农药中毒且第1次行血液灌流,血液易形成高凝状态;如首次抗凝不够充分,则血液灌流期间易发生凝血现象。

2. 心理因素。该中毒患者属于自杀性质,意识清醒,情绪较为激动。在行血液灌流时已告知患者肢体需制动,但患者在治疗过程中不配合,行血液灌流时多次改变体位,可能导致体内血透导管折叠或扭曲,导致频繁出现采血不畅,极易发生凝血。

(三)药物因素

医生根据经验使用肝素钠抗凝,抗凝效果不佳,但未根据患者个体调整肝素钠用量。

三、应急处理

1. 紧急夹闭患者动静脉端管路,撤管,回抽血透管(回血良好、无凝血块),按照操作标准予以肝素钠封管,妥善固定血透管。

2. 对患者及其家属做好解释和心理辅导工作。

3. 向护士长汇报,网络上报护理不良事件。科室对护理不良事件进行讨论。

四、整改措施

1. 加强薄弱环节。事件发生时间为后半夜,相对于白班,夜班的急诊护士较少,并且急诊仍要处理其他病患的急救治疗工作。因此,此类危重患者(如血液灌流、血液透析等)的后续治疗应由EICU或ICU来处理。因此,应积极规劝此类患者入住EICU。但在本案例中,患者拒绝入住 EICU。因此,在与患者的谈话过程中应考虑到夜间护理技术薄弱,可选择药物性替代治疗,并且要分析对此类患者行血液灌流的意义。此患者后续没有进行血液灌流治疗,生命体征平稳且无任何不适。

2. 科内加强培训,学习对血液灌流器各项报警情况的处理。动脉压端出现低压报警,于留置导管出现血栓或贴壁。动脉压端出现高压报警,于灌流器内血液阻力增加时常见,应追加肝素剂量。静脉压端出现低压报警,多见于灌流器内凝血。静脉压端出现高压报警,多见于除泡器内凝血、滤网堵塞。平日应加强血液灌流的操作。

3. 确立个体化的抗凝治疗方案。

(1)普通肝素钠:首剂量一般为 $0.5 \sim 1.0$mg/kg,追加剂量为 $10 \sim 20$mg/h,在预期结束前半小时停止追加。在血液灌流前给予 4mg/dL 的肝素钠生理盐水预冲,在保留灌注 20 分钟后,再予以 0.9% 氯化钠注射液冲洗,有助于增强抗凝效果。在发生滤器凝血后,应及时更换滤器。

(2)低分子肝素:一般选择 $60 \sim 80$U/kg 的剂量,推荐在 $20 \sim 30$ 分钟静脉注射,无须追加剂量。

4. 灌流器凝血的预防及观察。抗凝剂的合理应用是保证血液灌流顺利进行的关键。一般用普通肝素钠抗凝,对有出血倾向或躁动的患者用低分子肝素抗凝。低分子肝素抗凝具有出血风险低、使用简便、只需一次给药等优点。特别应注意,灌流器充分肝素化是防止凝血的首要环节。在血液灌流过程中,护士密切观察灌流器和管路内的血液颜色变化、动静脉壶的压力情况。如观察到灌流器内血液颜色加深,患者动静脉导管的壶外壳变硬,患者的静脉压升高,说明静脉壶及灌流器内存在凝血块,可加大肝素追加量以防止凝血,或者及时更换灌流器以保证血液灌流的质量。在血液灌流的过程中,有效的循环血流量和个体化肝素抗凝是保证

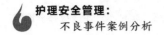

血液灌流有效实施的两个重要方面。在治疗过程中,注意观察动静脉压、跨膜压以及血液颜色情况,观察有无严重的凝血现象。根据血凝检验结果调整肝素用量。

5. 心理护理。在患者态度消极时,要积极与其沟通,言语要亲切,态度要真诚,转移其注意力,必要时寻求其家属帮助,令患者对生活、对治疗有信心,并且要为他们解释血液灌流治疗的意义和操作过程,治疗过程中和治疗后可能出现的并发症,以取得患者及其家属的理解和配合。

6. 血液灌流治疗过程中的护理。在血液灌流治疗过程中,护士应保证导管的通畅,避免其受压、反折、脱落。对于躁动不安的患者,护士应使用约束带对其约束;在必要的情况下可使用镇静剂,避免患者因肢体剧烈活动而发生穿刺针脱出、移位的情况。护士应定期检查导管各个接头的连接情况,防止由导管滑脱导致的患者失血,或空气进入导管而导致导管栓塞。护士应严密观察凝血现象的发生情况。在血液灌流治疗过程中,如果肝素钠用量不足、血流量不足或血液温度过低,均可导致凝血现象的发生。而一旦发生凝血现象,护士应尽快进行处理,以确保血液灌流的治疗效果。

参考文献

[1]陈香美.血液净化标准操作规程(2010版)[M].1版.北京:人民军医出版社,2010.

[2]钱咏梅.床旁血液灌流治疗急性中重度中毒患者的观察及护理[J].护理实践与研究,2012,9(6):133-134.

[3]邵明珠.急诊ICU床旁应用血液灌流治疗急性重症有机磷中毒护理[J].中外健康文摘,2011,8(25):318-319.

[4]血液净化急诊临床应用专家共识组.血液净化急诊临床应

用专家共识[J].中华急诊医学杂志,2017,26(1):24-36.

　　[5]叶红删,谢金凤.血液灌流治疗重度急性有机磷农药中毒的护理[J].岭南急诊医学杂志,2012,17(2):150-151.

（胡雪丽）